# ドックのキホン

## 専門外の医師のための
## 人間ドック健診ポケットガイド

**南端朝美** ● 京都工場保健会総合健診センター 医長

中外医学社

# 序

「普段はドック健診に携わっていないが，時にドック診察をしている医師」
そんな医師は日本にどれほどいるのでしょうか．私は，大学卒業後臨床研修を終え医局に入局したばかりの頃，現職場の非常勤医師として健診の診察にあたっていました．その頃の私は，人間ドック健診と労働者の方の法定健診の違いは，検査数が多いか少ないか，くらいでしか区別をしていませんでした．また，胃のX線検査なんて実際に見たことがありませんし，人間ドックの判定基準なんて知りませんでした．

私は現職に就いてから，人間ドック，法定健診あわせて2万人以上の方の診察，結果説明をしてきました．その経験から感じたことは，「一般臨床の知識だけでは十分な対応ができない」ということです．診察や結果説明をするにあたり，まず，臨床と健診との違い（診察をする相手，検査の目的，判定や基準）を理解することが必要です．そして，健診は，通院していない人にとっては，医師の話が聞ける貴重な場であることを知ってください．医師から言われた指導やアドバイスが健診受診者さんにとってとても有意なものとなり，1年後の健診時に，受診者さんの健康状態が改善していることもあるのです．

本書は，人間ドック学会基本検査項目に沿った各検査の判定，画像検査について図表を多用しまとめました．理解を深めていただくために人間ドック学会の判定基準だけでなく，一般臨床のガイドラインも掲載しました．受診者さんの中には，血液検査や腹部超音波で肝機能異常がなければ安心している大量飲酒の人（がんのリスクがあることを知らない），毎日散歩をしているのに体重が減らない人（ゆっくり景色を眺めながら歩いている），減量を目指して運動せず食事制限だけをしている高齢者（ロコモ予防の大切さを知らない）など，いろいろな方がおられます．そのような方の指導に役立つ基礎知識になるものとして，がん予防，理想的な歩き方，ロコモティブシンド

ロームなどもまとめました．「ドック健診を本職としない先生方，これから
初めてドック健診にあたる先生方」に本書をご活用いただければ幸甚です．

　本書の作成にあたり，ご尽力いただきました中外医学社笹形佑子さん，岩
松宏典さん，お世話になりありがとうございました．最後に，京都工場保健
会丸中良典会長はじめ，これまでご指導賜りましたたくさんの先生方，そし
て，最愛の子供たち，子育てをサポートしてくれる家族に心から感謝しま
す．


　　2022 年 9 月

南 端 朝 美

# 目　　次

**I　ドックの心構え** ……………………………………………1

　1）ドック健診と定期健康診断の違い ……1
　2）医師に求められていること，何をすればいいのか. ……8

**II　診察（頸部，胸部聴診）** …………………………………10

　1）甲状腺 ……10
　2）頸部リンパ節 ……11
　3）呼吸音 ……12
　4）心音 ……14

**III　結果** ………………………………………………………17

　1）身体計測（BMI，腹囲）……17
　2）血圧 ……24
　3）視力・眼圧，聴力 ……31
　4）血液検査 ……34
　5）尿検査 ……58
　6）便潜血 ……63
　7）心電図，心拍数 ……66
　8）胸部 X 線 ……71
　9）上部消化管 X 線（胃 X 線検査）……74
　10）上部消化管内視鏡（基本検査項目外）……78
　11）腹部超音波 ……80

12）動脈硬化の検査 ……84

13）骨密度（定量的超音波測定法）……90

14）呼吸機能検査（スパイロメトリー）……94

Ⅳ　その他（知っておいて損はしないハナシ） ……98

1）日本人の死因と最近のがんの動向 ……98

2）がんの予防 ……100

3）紙巻たばこと加熱式たばこ ……104

4）医療被ばく ……109

5）理想的な歩き方 ……111

6）ロコモティブシンドローム（ロコモ）（運動器症候群）……114

索　　引……117

# I ドックの心構え

## 1 ドック健診と定期健康診断の違い

**表1** ドック健診と定期健康診断，特定健康診査

| | ドック健診 | 定期健康診断 | 特定健康診査 |
|---|---|---|---|
| 開 始 | 1950 年以降<br>1959 年日本人間ドック学会設立 | 1972 年 | 2008 年 |
| 目 的 | 生活習慣病やがんの予防・早期発見など<br>(体全体) | 脳・心疾患発生の防止<br>生活習慣病などの増悪防止 | 生活習慣病の発生や重症化予防 |
| 法 律 | なし | 労働安全衛生法<br>(事業所が行う義務) | 高齢者の医療の確保に関する法律 |
| 対 象 | 任意検査<br>個人は年齢制限なし<br>事業所が関わる場合は 35 歳以上が多い | 労働者<br>(10 歳代のものもいる) | 40 歳から 74 歳の医療保険加入者 (被保険者・被扶養者) |
| 費 用 | 受診者個人<br>加入している健康保険組合が一部補助する場合がある | 事業所 | 主に保険者<br>一部受診者<br>(受診者の費用負担額は保険者が決定) |
| 検査項目 | 法定健診でないため受診者個人で選択が可能<br>日本人間ドック学会指定基本検査項目あり (別表) | 決まっている<br>(医師の判断で省略できる項目が多い) | 決まっている |
| 特 徴 | 日本人間ドック学会が施設機能評価を行っている.<br>認定施設となるには<br>・基本検査項目 | | 検査結果から指導対象者を選定し，指導レベルを階層化する. 指導は医師，保健師，管理栄養士などが行う |

**表1** つづき

| ・健診当日に医師が結果<br>　説明（血液，尿，画像）<br>・結果に基づいた指導や<br>　受診後のフォローアッ<br>　プ体制の整備<br>が必要とされる | | |
|---|---|---|

**表2** 日本人間ドック学会 2022 年度 一日ドック基本検査項目表

| 区分 | | 項　目 | | 備　考 |
|---|---|---|---|---|
| 必須項目 | 身体計測 | 身 | 長 | |
| | | 体 | 重 | |
| | | 肥　満 | 度 | |
| | | B　M | I | |
| | | 腹 | 囲 | |
| | 生理 | 血　圧　測 | 定 | 原則 2 回測定値と平均値 |
| | | 心　電 | 図 | |
| | | 心　拍 | 数 | |
| | | 眼 | 底 | 両眼撮り |
| | | 眼 | 圧 | |
| | | 視 | 力 | |
| | | 聴 | 力 | 簡易聴力 |
| | | 呼　吸　機 | 能 | 1 秒率，％肺活量，％ 1 秒量（対標準 1 秒量） |
| | X線・超音波 | 胸　部　X　線 | | 2 方向 |
| | | 上 部 消 化 管 X 線 | | 食道・胃・十二指腸．4 ツ切等 8 枚以上　＊1 |
| | | 腹　部　超　音　波 | | 検査対象臓器は肝臓（脾臓を含む）・胆のう・膵臓・腎臓・腹部大動脈とする．但し，膵臓検出できない時はその旨記載すること． |
| | 生化学 | 総　蛋 | 白 | |
| | | ア ル ブ ミ ン | | |
| | | ク レ ア チ ニ ン | | |
| | | e　G　F　R | | |
| | | 尿 | 酸 | |
| | | 総 コ レ ス テ ロ ー ル | | |
| | | HDL コ レ ス テ ロ ー ル | | |
| | | LDL コ レ ス テ ロ ー ル | | |

| | | | |
|---|---|---|---|
| 必須項目 | | Non-HDL コレステロール | |
| | | 中　性　脂　肪 | |
| | | 総　ビ　リ　ル　ビ　ン | |
| | | Ａ　Ｓ　Ｔ（Ｇ　Ｏ　Ｔ） | |
| | | Ａ　Ｌ　Ｔ（Ｇ　Ｐ　Ｔ） | |
| | | γ–ＧＴ（γ–ＧＴＰ） | |
| | | Ａ　　　Ｌ　　　Ｐ | |
| | | 血　糖（空　腹　時） | |
| | | Ｈ　ｂ　Ａ　１　ｃ | |
| | 血液学 | 赤　　血　　球 | |
| | | 白　　血　　球 | |
| | | 血　　色　　素 | |
| | | ヘ　マ　ト　ク　リ　ッ　ト | |
| | | Ｍ　　　Ｃ　　　Ｖ | |
| | | Ｍ　　　Ｃ　　　Ｈ | |
| | | Ｍ　Ｃ　Ｈ　Ｃ | |
| | | 血　小　板　数 | |
| | 血清学 | Ｃ　　　Ｒ　　　Ｐ | 定量法 |
| | | 血液型（ABO Rh） | 本人の申し出により省略可 |
| | | Ｈ　Ｂ　ｓ　抗　原 | 本人の申し出により省略可 |
| | 尿 | 尿　一　般・沈　渣 | 蛋白・尿糖・潜血など<br>沈渣は，蛋白，潜血反応が陰性であれば省略可 |
| | 便 | 潜　　血 | 免疫法で実施（2 日法） |
| | 問診・診察 | 医　療　面　接 | 医療職が担うこと（原則，医師・保健師・看護師とする）<br>問診票（質問票）は，特定健診対象者には特定健診質問票 22 項目を含むこと． |
| | | 医　師　診　察 | 胸部聴診，頸部・腹部触診など．＊2 |
| | 判定・指導 | 結　果　説　明 | 医師が担うこと．<br>受診勧奨，結果報告書，特定健康診査対象者には情報提供　＊2 |
| | | 保　健　指　導 | 医療職が担うこと（実施者は『特定健康診査・特定保健指導の円滑な実施に向けた手引き（第 3 版）』に準ずること．医師の結果説明の間での実施も可とする）<br>受診勧奨，結果報告書，特定健康診査対象者には情報提供　＊2 |

| オプション項目 | 上 部 消 化 管 内 視 鏡 | ＊3 |
| --- | --- | --- |
| | 乳房診察＋マンモグラフィ | 乳房診察は医師の判断により省略することも可. |
| | 乳 房 診 察 ＋ 乳 腺 超 音 波 | |
| | 婦人科診察＋子宮頸部細胞診 | 検体採取は医師が実施すること. |
| | P　　　　S　　　　A | |
| | H　C　V　抗　　体 | ＊4 |

＊1　X線検査を基本とする. 本人及び保険者から内視鏡検査の申し出があった場合は, オプション項目に掲げる金額を加算し実施する.

＊2　診察・説明・指導は, 施設の実状を踏まえた効率的な運用を認める. なお, 原則として医師による診察と結果説明は別々に行うこと.

＊3　内視鏡検査を行う際は, 別途, 十分な説明のもとに本人から文書同意を取得すること. 原則, 鎮痛薬・鎮静薬は使用しない.

＊4　厚労省の肝炎総合対策に基づき, 未実施の場合は実施を推奨する.

〈補足〉

梅毒検査は, 本契約における基本検査項目およびオプション検査項目には含まれないが, 受診者本人の申し出により実施することは妨げない.

（日本人間ドック学会. 基本検査項目表・判定区分表. https://www.ningen-dock.jp/wp/wp-content/uploads/2013/09/2022kihonkensa.pdf）

## 表3　判定区分　2022年度版（2022年4月1日改定）

| 項目 | | A 異常なし | B 軽度異常 | C 要再検査・生活改善 ＊1 | D 要精密検査・治療 ＊2 | E 治療中＊11 |
|---|---|---|---|---|---|---|
| 体格指数（BMI）kg/m$^2$ | | 18.5-24.9 | | 18.4以下, 25.0以上 | | |
| 腹囲　　　　cm | 男性 | 84.9以下 | | 85.0以上 | | |
| | 女性 | 89.9以下 | | 90.0以上 | | |
| 血圧　　　mmHg ＊1 | 収縮期 | 129以下 | 130-139 | 140-159 | 160以上 | |
| （2回測定：平均値） | 拡張期 | 84以下 | 85-89 | 90-99 | 100以上 | |
| 心拍数（仰臥位）回 / 分 | | 45-85 | | 40-44, 86-100 | 39以下, 101以上 | |
| 視力（裸眼, 矯正両方の場合は矯正で判定）（悪い側で測定） | | 1.0以上 | | 0.7-0.9 | 0.6以下 | |
| 聴力　　dB | 1000Hz | 30以下 | | 35 | 40以上 | |
| | 4000Hz | 30以下 | | 35 | 40以上 | |
| 呼吸機能 | 1秒率（%） | 70.0以上 | | | 69.9以下 | |
| （スパイロメトリー）小数点1ケタ表記に変更 ＊3 | %1秒量（予測1秒量に対する%） | 80.0以上（1秒率70.0％以上） | | 79.9以下（1秒率70.0％以上）または80.0以上（1秒率69.9％以下） | 79.9以下（1秒率69.9％以下） | |
| | %肺活量（%） | 80.0以上 | | | 79.9以下 | |
| 総たんぱく　　g/dL | | 6.5-7.9 | 8.0-8.3 | 6.2-6.4 | 6.1以下, 8.4以上 | |
| アルブミン　　g/dL ＊4 | | 3.9以上 | | 3.7-3.8 | 3.6以下 | |
| クレアチニン　mg/dL（eGFRを優先して判定）（小数点2ケタ表記に変更） | 男性 | 1.00以下 | 1.01-1.09 | 1.10-1.29 | 1.30以上 | |
| | 女性 | 0.70以下 | 0.71-0.79 | 0.80-0.99 | 1.00以上 | |
| eGFR（mL/分 /1.73m$^2$による）（小数点1ケタ表記に変更） | | 60.0以上 | | 45.0-59.9 | 44.9以下 | |
| 尿酸　　　　mg/dL | | 2.1-7.0 | 7.1-7.9 | 2.0以下, 8.0-8.9 | 9.0以上 | |
| HDLコレステロール　mg/dL | | 40以上 | | 35-39 | 34以下 | |
| non-HDLコレステロール mg/dL ＊5 | | 90-149 | 150-169 | 170-209 | 89以下, 210以上 | |
| LDLコレステロール　mg/dL | | 60-119 | 120-139 | 140-179 | 59以下, 180以上 | |
| 中性脂肪（トリグリセライド）mg/dL ＊6 | | 30-149 | 150-299 | 300-499 | 29以下, 500以上 | |
| AST（GOT）　U/L | | 30以下 | 31-35 | 36-50 | 51以上 | |
| ALT（GPT）　U/L | | 30以下 | 31-40 | 41-50 | 51以上 | |
| γ-GT（γ-GTP）　U/L | | 50以下 | 51-80 | 81-100 | 101以上 | |
| FPG（血漿）空腹時血糖　mg/dL　　　　　　　　　HbA1c（NGSP）　% ＊7 | | FPG: 99以下かつHbA1c: 5.5以下 | 1) FPG: 100-109 かつ HbA1c: 5.9以下 2) FPG: 99以下 かつ HbA1c: 5.6-5.9 1), 2)のいずれかのもの | 1) FPG: 110-125 2) HbA1c: 6.0-6.4 3) FPG: 126以上 かつ HbA1c: 6.4以下 4) FPG: 125以下 かつ HbA1c: 6.5以上 1)～4)のいずれかのもの | FPG: 126以上 かつ HbA1c: 6.5以上 | |
| 白血球数　10$^3$/μL | | 3.1-8.4 | 8.5-8.9 | 9.0-9.9 | 3.0以下, 10.0以上 | |
| 血色素量　g/dL | 男性 | 13.1-16.3 | 16.4-18.0 | 12.1-13.0 | 12.0以下, 18.1以上 | |
| | 女性 | 12.1-14.5 | 14.6-16.0 | 11.1-12.0 | 11.0以下, 16.1以上 | |
| 血小板数　10$^4$/μL | | 14.5-32.9 | 12.3-14.4, 33.0-39.9 | 10.0-12.2 | 9.9以下, 40.0以上 | |

**表3** つづき

| CRP　mg/dL<br>（小数点2ケタ表記に変更） | | 0.30 以下 | 0.31-0.99 | | 1.00 以上 |
|---|---|---|---|---|---|
| 梅毒反応 | | 陰性 | | | 陽性 |
| HBs 抗原 | | 陰性 | | | 陽性 |
| HCV 抗体 | | 陰性 | | | 陽性 |
| 尿蛋白 | | （−） | （±） | （±）＊8 | （2＋）以上 |
| 尿潜血 | | （−） | （±） | （±）＊8 | （2＋）以上 |
| 尿糖 | | （−） | （±）以上 | | |
| 尿沈渣　＊9 | | | | | |
| 便潜血　2日法 | 1日目・2日目 | （−） | | | いずれか（＋） |
| 子宮頚部細胞診<br>＊10 | ベセスダ分類 | NILM | 不適正標本＝判定<br>不能（すみやかに<br>再検査）＊＊10 | | ASC-US,<br>ASC-H, LSIL, HSIL/CIN2,<br>HSIL/CIN3, SCC, AGC, AIS,<br>Adenocarcinoma,<br>Other malig |

＊1　C 要経過観察の表現を改訂する．X か月後など再検査時期を明記し，受診者行動を明確に指示する．画像検査・生理検査などは1年後の再検査としてもよい
　　　なお経過観察，定期的検査，症状あれば受診，などの不明瞭な記載は行わない
　　　血圧は健診機関での再検査よりも家庭血圧測定を推奨する
＊2　D 要医療の表現を改訂する．精密検査を行うか，治療を行うかは，紹介先が決定することになるため D1，D2 を併合する，値の高低・所見によって要精密検査，要治療を使い分けしてもよい
＊3　呼吸機能検査は検者，被験者の良好の関係が数値を微妙に変えるので注意する
　　　また，1秒率，％1秒量の組み合わせで閉塞性障害の重症度を判定する
　　　1秒率が70％未満かつ％1秒量80％以上が軽度，79％以下が中等症以上と判定する
　　　1秒率，％肺活量の組み合わせで閉塞性，拘束性，混合性換気障害と判定する
＊4　アルブミンの BCG 法と BCP 改良法の差異は以下を参照　http://www.jslm.org/others/news/20131225albumin.pdf
＊5　（1）トリグリセライド 400mg/dL 以上や食後採血の場合: LDL コレステロールの代わりに non-HDL コレステロールで判定する
　　　（2）トリグリセライド 400mg/dL 未満かつ空腹時採血の場合:non-HDL コレステロールの値を判定に用いず，LDL コレステロール値で判定する
　　　　　ただし LDL コレステロール，中性脂肪，HDL コレステロールがすべて A 判定で，non-HDL コレステロールのみが A 区分でない場合は脂質判定を B 判定とする．なお 総コレステロールは non-HDL コレステロール算定のために使用し，判定は行わない
＊6　血糖・質に影響を与えるために空腹時採血を前提としている
＊7　空腹時血糖，HbA1c（NGSP）併合判定 c 区分の1）2）と判定した場合は OGTT を推奨する
　　　3）4）と判定した場合は，生活改善指導等を実施後その結果を短期間で再評価することが望ましい
＊8　尿蛋白が（＋）かつ尿潜血が（＋）である場合は，尿蛋白を D 判定とする
＊9　尿沈渣は別表の判定区分表を参照
＊10　採取器具は綿棒ではなくブラシ，へら，サイトピック等を使用し，可能であれば液状化検体法（LBC）にて検体を保存する
　　　子宮頚部細胞診の検体は医師採取のみとし，自己採取は認めない（引用）https://www.ningen-dock.jp/14185
＊＊10　不適正標本はすみやかに再検査．ASC-US は HPV-DNA 検査あるいは6か月後，12か月後の反復細胞診，またはコルポスコープによる精密検査を実施
＊11　治療中の場合は E 判定とする
＊＊　眼圧の基準範囲は9〜20mmHg であるが，緑内障の7割がこの範囲内にあるので，判定区分を設定していない
＊＊　総ビリルビンについては中等度までは，上昇に比例して死亡率の減少，動脈硬化予防となるので判定区分を設定していない
＊＊　2020 年度から ALP は JSCC 法から IFCC 法に変更され，血液型の影響は少なくなったが，閉経の影響については記載がないため 2022 年4月現時点では ALP の判定区分を従来通り作成していない
　　　参照　http://jscc-jp.gr.jp/file/2019/alpld2.pdf / http://jscc-jp.gr.jp/file/2019/alpld4.pdf
＊＊胸部 X 線，上部消化管エックス線，上部消化管内視鏡，腹部超音波，心電図，眼底の画像健診判定マニュアルについては，日本人間ドック学会ホームページを参照

**表4** **尿沈渣　判定区分（2022年4月1日）**

| 種類 | 説明 | 判定 | A | B | C | D |
|---|---|---|---|---|---|---|
| 赤血球* | 腎尿路疾患および全身性の出血疾患の一部にみられます．判定は算定数（以下同様）です． | C〜D | 5未満/HPF | | 5−9/HPF | 10−/HPF |
| 白血球 | 尿路系の細菌性感染症にみられます． | B〜D | 5未満/HPF | 5−9/HPF | 10−/HPF | |
| | | | | | | 尿路系の臨床症状がある時 |
| 腎細管上皮細胞 | 腎臓内の尿細管上皮細胞が剥離したもので，腎臓疾患にみることが多いです． | D | 1未満/HPF | | | 1−/HPF |
| 尿路上皮細胞 | 腎臓の一部〜尿管〜膀胱〜尿道の一部にかけての細胞が剥離したものです． | B | 1未満/HPF | 1−/HPF | | |
| 扁平上皮細胞 | 外尿道口付近の上皮細胞が剥離したものです． | B | 1未満/HPF | 1−/HPF | | |
| 卵円形脂肪体 | ネフローゼ症候群などの腎疾患に伴って出現する細胞顆粒を含む細胞です． | D | 0/WF | | | 1−/WF |
| 細胞質内封入体細胞 | 尿路系の炎症時に出現する変性細胞です． | D | 1未満/HPF | | | 1−/HPF |
| 核内封入体細胞 | ヘルペスウイルス，サイトメガロウイルスなどのDNAウイルス感染により出現する細胞です． | D | 0/WF | | | 1−/WF |
| 異型細胞 | がんを疑う細胞です． | D | 0/WF | | | 1−/WF |
| 円柱 | 円柱は辺縁が並行で両端が丸くなったもので，腎疾患の目安です．下記のように多くの種類があります． | | | | | |
| 硝子円柱 | タンパクの一種が尿細管腔で貯留したもので，健常人でも激しい運動後にみることがあります． | B〜C | 0/WF | 1−4/WF | 5−/WF | |
| 上皮円柱 | 尿細管の傷害により剥離した尿細管上皮細胞が封入された円柱です． | D | 0/WF | | | 1−/WF |
| 顆粒円柱 | 顆粒成分（円柱内に封入された細胞が変性したもの）が封入された円柱です． | D | 0/WF | | | 1−/WF |
| ろう様円柱 | 尿細管腔の長期閉塞により顆粒円柱が徐々に崩壊した太い円柱で，慢性腎不全にみることがあります． | D | 0/WF | | | 1−/WF |
| 脂肪円柱 | 脂肪顆粒や卵円形脂肪体を含んだ円柱です．尿タンパク量が多い場合にみられます． | D | 0/WF | | | 1−/WF |
| 赤血球円柱 | 腎臓（糸球体）で出血があった時にみることの多い赤血球を含有した円柱です． | D | 0/WF | | | 1−/WF |
| 白血球円柱 | 白血球を多く含んだ円柱で，糸球体腎炎や腎盂腎炎の活動が考えられます． | D | 0/WF | | | 1−/WF |
| 空胞変性円柱 | 円柱内に大小の空胞を認める円柱で，重症の糖尿病性腎症で多く認められます． | D | 0/WF | | | 1−/WF |
| 塩類・結晶円柱 | リン酸塩や尿酸の塩類，シュウ酸カルシウム結晶などを封入した円柱です． | B | 0/WF | 1−/WF | | |
| 細菌 | 細菌がみられ，尿路感染症が疑われます．同時に白血球がなければ問題はありません． | B | − | 1＋以上 | | |
| 真菌 | カビの一種で特別な治療を行わなくても消失しますが，糖尿病など免疫機能低下がある時は要注意です． | B | − | 1＋以上 | | |
| 原虫 | 性感染症の原因となるトリコモナスなどの原虫がいます．治療が必要となります． | D | − | | | 1＋以上 |

＊尿潜血と尿赤血球の判定が異なる場合は，尿赤血球の判定を優先する．人間ドックの時点では糸球体型赤血球と非糸球体型赤血球の区別は行わなくても良いが，再検査・精密検査の時点では実施が望ましい．

略語　HPF（high power field），WF（whole field）
（日本人間ドック学会．2022年度　判定区分表．https://www.ningen-dock.jp/wp/wp-content/uploads/2013/09/2022hanteikubun.pdf）

## ② 医師に求められていること，何をすればいいのか．

### ✓ その1　心構え
- 病院診療の主治医ではない
- 検査は少ないリスクで安全に行われなければならない

### ✓ その2　検査当日の医師の役割
- 診察と結果説明

  ［※ドック学会は，身体計測・血圧，血液・尿，心電図の説明，画像検査（胸部X線，腹部超音波，上部消化管検査）については画像提示と説明を求めている］
- リスク受診者の検査施行可否の判断，検査後のトラブルの対応と指示

### ✓ その3　結果説明時の注意点
- わかりやすく丁寧に
- 最終結果が判明していない検査結果については断定的な発言は控える（無用な不安は与えない！）

　ドック健診当日の診察や結果説明をする相手は，自分の健康のためにわざわざ高額な費用を払って来ている「健康な人」なのだ．病気の人は，診断・治療という大きな目的のために検査を受けるが，健康な人にはその目的がない．ドック検査は念のための検査であり，被ばく量を考慮するなど，より安全に行われなければならない．もちろん，検査による合併症も最大限減らさなければならない．治療の場合は検査過程よりも治療結果が評価され，体の回復を実感して患者は満足する．一方，ドックでは，結果判読でがんなどの重大所見の見落としがないのは大前提として，検査当日の対応が受診者の満足度に大きく関わってくる．

　日本人間ドック学会の施設認定機能評価項目に，医師からの結果説明時間
がある．長く時間をかけると評価されるのだ．結果説明については，丁寧に
わかりやすく行い，個々の結果にあわせた指導をすることはいうまでもな
い．その際，画像検査などで最終結果が判明していない場合は，断定的な発
言は控えたほうがよい．当日医者に言われた内容と，最終結果が違うと後日
トラブルになるのだ．検査当日「問題ない」と言われ安心し，結果確認を怠
る場合がある．逆に，当日異常を指摘さたが最終結果では異常なく，受診者
がとても不安になることもある．後日最終結果判読があることを受診者に伝
えなければならない．

# II  診察（頸部，胸部聴診）

## 1 甲状腺

図1 甲状腺

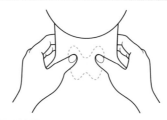

- 正面か頸部を軽く伸展させる
  （下顎挙上させると触診しにくい）
- 甲状軟骨と輪状軟骨を確認
- 両拇指で気管前面（峡部）
  →側面（右葉・左葉）へ触診していく
- 触診しながら嚥下をしてもらうと甲状腺の腫れや結節を触知しやすくなる（嚥下と連動する）

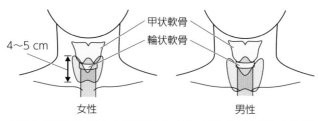

- 男性の甲状腺は下方にあり触診しにくく，注意が必要（特に高齢者）

## 2　頸部リンパ節

**図2**　頸部リンパ節

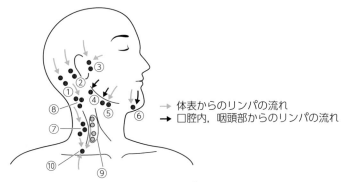

→ 体表からのリンパの流れ
→ 口腔内，咽頭部からのリンパの流れ

(鈴木富雄, 他. 診断と治療. 2002; 90: 293-9[1) をもとに作成)

**表1** リンパ節腫脹の考えられる成因

| 部　位 | 考えられる成因 |
|---|---|
| ① 後頸リンパ節 | 局所（頭皮の炎症），全身性疾患（風疹など） |
| ② 耳介後リンパ節 | |
| ③ 耳介前リンパ節 | 局所，眼病変（流行性角結膜炎など） |
| ④ 扁桃リンパ節 | 咽頭・扁桃の炎症 |
| ⑤ 顎下リンパ節 | 口腔内・歯肉の炎症，舌がん |
| ⑥ オトガイ下リンパ節 | |
| ⑦ 後頸リンパ節 | 局所，全身性疾患（風疹，伝染性単核球症など） |
| ⑧ 浅頸リンパ節 | 局所（顔面の炎症），全身性疾患 |
| ⑨ 深頸リンパ節 | 上咽頭・口腔内の炎症，全身性疾患 |
| ⑩ 鎖骨上リンパ節 | 左　胃がんなど腹腔内のがん（Virchow 転移）<br>右・左　胸腔内のがん，悪性リンパ腫 |

※後頸リンパ節　胸鎖乳突筋，鎖骨，僧帽筋に囲まれた後頸三角領域
※深頸リンパ節　胸鎖乳突筋の下

# 3 呼吸音

**図3** 正常呼吸音

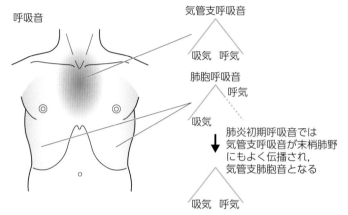

呼吸音

気管支呼吸音

吸気　呼気

肺胞呼吸音

呼気

吸気

肺炎初期呼吸音では
気管支呼吸音が末梢肺野
にもよく伝播され，
気管支肺胞音となる

吸気　呼気

(福井次矢, 他編. 内科診断学. 東京: 医学書院; 2008[2])

**図4** 肺音の分類

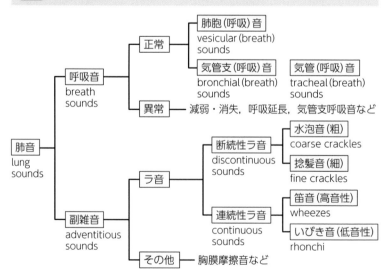

肺音
lung
sounds

呼吸音
breath
sounds

正常

肺胞 (呼吸) 音
vesicular (breath)
sounds

気管支 (呼吸) 音
bronchial (breath)
sounds

気管 (呼吸) 音
tracheal (breath)
sounds

異常　　減弱・消失，呼吸延長，気管支呼吸音など

副雑音
adventitious
sounds

ラ音

断続性ラ音
discontinuous
sounds

水泡音 (粗)
coarse crackles

捻髪音 (細)
fine crackles

連続性ラ音
continuous
sounds

笛音 (高音性)
wheezes

いびき音 (低音性)
rhonchi

その他 ── 胸膜摩擦音など

**表2** 副雑音の特徴

| 副雑音 | 音調 | 代表的疾患 | 呼吸ダイアグラム[2] |
|---|---|---|---|
| 水泡音<br>coarse crackles | 「ブツブツ」<br>低調音 | 肺胞性病変（肺炎,<br>うっ血性心不全） | 吸気の早くから聞こえる |
| 捻髪音<br>fine crackles | 「パリパリ」<br>高調音 | 間質性肺炎 | 吸気の終末に弱く聞こえる |
| 笛音<br>wheezes | 「ヒューヒュー」<br>高調音 | 気管支喘息 | |
| いびき音<br>rhonchi | 「グーグー」<br>低調音 | 気管支喘息<br>気管・気管支狭窄<br>（比較的太い気管支<br>由来） | |

# 4 心音

## 図5 心臓と弁の位置

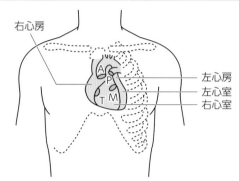

A：大動脈弁，P：肺動脈弁，T：三尖弁，M：僧帽弁
（蓮村　靖．診察の仕方と問題解決のハンドブック．改訂第3版．
東京：南江堂；2005[3]）

## 図6 心臓の弁領域

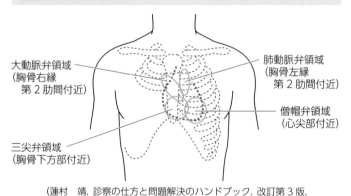

（蓮村　靖．診察の仕方と問題解決のハンドブック．改訂第3版．
東京：南江堂；2005[3]）

**表3** 心雑音の種類と主な疾患

| 雑 音 | | | 主な疾患 | 部 位 |
|---|---|---|---|---|
| 収縮期 | 中期 | | AS:<br>大動脈弁狭窄症 | 胸骨右縁第2肋間<br>（頸部へ放散） |
| | 後期 | <br>クリック音 | MVP:<br>僧帽弁逸脱症 | 心尖部〔収縮中期クリック（弁逸脱）〕 |
| | 全収縮期 | | MR:<br>僧帽弁閉鎖不全症<br>TR:<br>三尖弁閉鎖不全症 | 心尖部（左腋窩へ放散）<br>胸骨左縁第4肋間（吸気時に増強） |
| 拡張期 | 早期 | | AR:<br>大動脈弁閉鎖不全症 | 胸骨左縁第3肋間（座位前傾で最もよく聴取） |
| | 中期 | | MS:<br>僧帽弁狭窄症 | 心尖部〔OS（僧帽弁開放音），左側臥位で最もよく聴取〕 |
| | 収縮前期 | | | 心房の収縮による雑音 |

機能性（無害性）雑音：収縮中期，短く，Levine Ⅲ度以下の雑音．主に胸骨左縁や心尖部で聴取．若年，妊婦，貧血，甲状腺機能亢進など心拍数が上昇したときに聴取．

**表4** 心雑音の強度（Levine 分類）

| | |
|---|---|
| Ⅰ度 | 聴診器を当ててもすぐには聴こえないほど最も微弱な音 |
| Ⅱ度 | 聴診器を当てるとすぐに聴こえる弱い音 |
| Ⅲ度 | ⅡとⅤの中間で弱い音　thrill（−） |
| Ⅳ度 | ⅡとⅤの中間で強い音　thrill（＋） |
| Ⅴ度 | 非常に強いが聴診器を胸壁から離すと聴こえない |
| Ⅵ度 | 聴診器なしでも聴こえるきわめて強い音 |

❖ **文献**
1) 鈴木富雄, 伴　信太郎. 基本的診察法［2］―頭頸部の診察―. 診断と治療. 2002; 90: 293-9.
2) 福井次矢, 奈良信雄, 編. 内科診断学. 東京: 医学書院; 2008.
3) 蓮村　靖. 診察の仕方と問題解決のハンドブック. 改訂第 3 版. 東京: 南江堂; 2005.

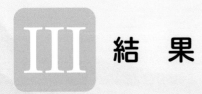

# III 結　果

人間ドック学会が結果説明を求めている項目

身体計測・血圧，血液・尿，心電図，腹部超音波，胸部 X 線，

上部消化管（胃 X 線・内視鏡）

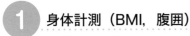

## 身体計測（BMI，腹囲）

### ✓ ポイント

- BMI ≧ 25 の場合

  肥満症について理解しよう．

  肥満を認めたら，内臓脂肪蓄積（腹囲，あるいは内臓脂肪 CT）や健康障害の有無について確認を．

- 肥満のなかで，健康障害（後掲 表3 の 1）を伴うか内臓脂肪蓄積が認められた肥満を肥満症という．

  肥満症の減量目標は現体重の 3 %，高度肥満症は現体重の 5 ～ 10 %（注：BMI 25 が目標ではない）[2,3]．

- 内臓脂肪蓄積はアディポサイトカイン分泌異常をきたし，耐糖能異常，脂質異常症，高血圧などさまざまな健康障害を発症させる．

  内臓脂肪を減らすことが疾患発症の改善，予防になる．

- 腹囲は内臓脂肪と相関している．腹囲：男性 ≧ 85cm，女性 ≧ 90cm は，内臓脂肪面積：男女とも，≧ 100cm$^2$ に相当．

- BMI ＜ 18.5 の場合

  体重は安定しているのか，減少しているのか．

減少した場合意図したものなのかどうか，を確認.

意図した減量の場合は，若い女性で注意を要する.

摂食障害，無月経や低血圧，骨粗鬆症などの健康障害，低出生体重児（2500g 未満）との関連性（その子供が成人後に生活習慣病にかかりやすいといわれている）.

病的な体重減少を見落とさない.

## ✓ プラス知識

- 体脂肪測定について

正確度の高い測定法は，測定時の被ばくや，装置が大がかりで高価なため，ドックや日常の測定ではインピーダンス法が使用されている. これは電気抵抗を利用したものだが，水分摂取状況，女性では月経周期で測定値が変わり，再現性に問題がある.

前年数値との正確な比較評価はできない.

### 表1 肥満度分類

| BMI | 日本の判定 | WHO 基準 | ドック判定区分 |
|---|---|---|---|
| < 18.5 | 低体重 | Underweight | C（要再検査，生活改善） |
| 18.5 ≦～< 25 | 普通体重 | Normal range | A（異常なし） |
| 25 ≦～< 30 | 肥満（1 度） | Pre-obese | C |
| 30 ≦～< 35 | 肥満（2 度） | Obese class Ⅰ | C |
| 35 ≦～< 40 | 肥満（3 度） | Obese class Ⅱ | C |
| 40 ≦～ | 肥満（4 度） | Obese class Ⅲ | C |

BMI（体格指数 body mass index）＝体重（kg）÷〔身長（m）$^2$〕
※日本と WHO 基準の違い（日本は，BMI 25 以上で肥満）：日本人は内臓脂肪蓄積をきたしやすく，肥満度が低くても肥満による合併症に罹患しやすい.

| 表2 メタボリックシンドロームの診断基準 | |
|---|---|

**必須項目** （内臓脂肪蓄積）

| ウエスト周囲径 | 男性≧ 85 cm |
|---|---|
| | 女性≧ 90 cm |

**選択項目**（上記に加え以下のうち 2 項目以上）

| 高 TG 血症 | ≧ 150 mg/dL |
|---|---|
| and/or | |
| 低 HDL-C 血症 | < 40mg/dL |
| 収縮期血圧 | ≧ 130 mmHg |
| and/or | |
| 拡張期血圧 | ≧ 85 mmHg |
| 空腹時血糖 | ≧ 110 mg/dL |

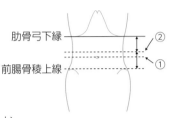

肋骨弓下縁 ②
前腸骨稜上線 ①

※ CT スキャンなどで内臓脂肪量測定を行うことが望ましい.

※ウエスト径は立位，軽呼気時，臍レベルで測定する①.
　脂肪蓄積が著明で臍が下方に偏位している場合は肋骨下縁と前上腸骨棘の中点の高さで測定する②.

※メタボリックシンドロームと診断された場合，糖負荷試験がすすめられるが診断に必須ではない.

※高 TG 血症，低 HDL-C 血症，高血圧，糖尿病に対する薬剤治療を受けている場合は，それぞれの項目に含める.

※糖尿病，高コレステロール血症の存在はメタボリックシンドロームの診断から除外されない.

(メタボリックシンドローム診断基準検討委員会. 日内会誌. 2005; 94: 794 -809[1] をもとに作成)

**図1** 肥満症診断のフローチャート

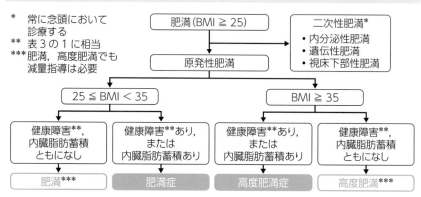

* 常に念頭において
  診療する
** 表3の1に相当
***肥満，高度肥満でも
  減量指導は必要

（日本肥満学会，編. 肥満症診療ガイドライン 2016. 東京: ライフサイエンス出版; 2016[2]）

**表3** 肥満に起因ないし関連し，減量を要する健康障害

| 1. 肥満症の診断基準に必要な健康障害 | 2. 診断基準には含めないが，肥満に関連する健康障害 |
|---|---|
| 1) 耐糖能障害（2 型糖尿病・耐糖能異常など） | 1) 悪性疾患 |
| 2) 脂質異常症 | 　大腸がん，食道がん（腺がん），子宮体がん，膵臓がん，腎臓がん，乳がん，肝臓がん |
| 3) 高血圧 | 2) 良性疾患 |
| 4) 高尿酸血症・痛風 | 　胆石症，静脈血栓症・肺塞栓症，気管支喘息，皮膚疾患，男性不妊，胃食道逆流症，精神疾患 |
| 5) 冠動脈疾患 | |
| 　心筋梗塞・狭心症 | **3. 高度肥満症の注意すべき健康障害** |
| 6) 脳梗塞 | 1) 心不全 |
| 　脳血栓症・一過性脳虚血発作（TIA） | 2) 呼吸不全 |
| 7) 非アルコール性脂肪性肝疾患（NAFLD） | 3) 静脈血栓 |
| 8) 月経異常・不妊 | 4) 閉塞性睡眠時無呼吸症候群（OSAS） |
| 9) 閉塞性睡眠時無呼吸症候群（OSAS）・肥満低換気症候群 | 5) 肥満低換気症候群 |
| 10) 運動器疾患 | 6) 運動器疾患 |
| 　変形性関節症（膝・股関節）・変形性脊椎症，手指の変形性関節症 | |
| 11) 肥満関連腎臓病 | |

（日本肥満学会，編. 肥満症診療ガイドライン 2016. 東京: ライフサイエンス出版; 2016[2]）

### 図2 肥満症治療指針

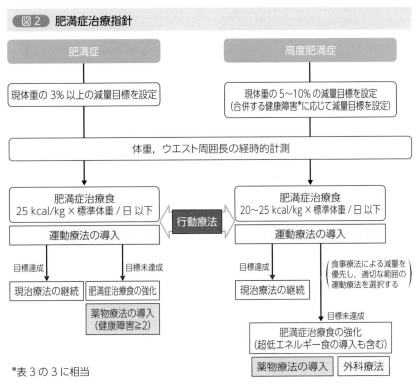

*表3の3に相当

標準体重（kg）＝身長（m）² × 22．3 ～ 6 カ月を目安に各治療成果を評価．
（日本肥満学会，編．肥満症診療ガイドライン 2016．東京：ライフサイエンス出版；2016[2])）

> **図 3** 内臓脂肪蓄積から生じる疾患群（肥満に起因，関連する 11 種の健康障害）

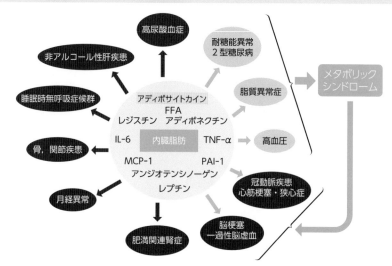

FFA: free fatty acid, IL-6: interleukin-6,
MCP-1: monocyte chemoattractant protein-1
（肥満症診療ガイドライン 2016. 日内会誌. 2018; 107: 262-8[3])）

> **図 4** メタボリックシンドロームの病態

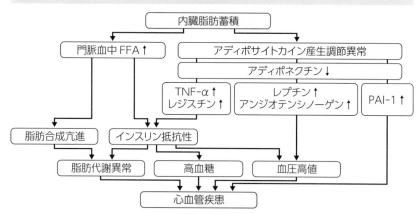

（日本肥満学会, 編. 肥満症診療ガイドライン 2016. 東京: ライフサイエンス出版; 2016[2])）

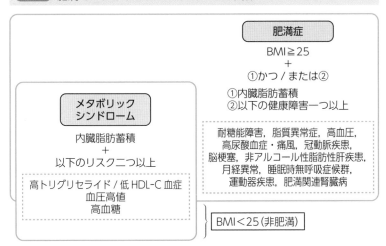

図5　肥満とメタボリックシンドロームの関係

肥満症: 肥満に伴う個々の健康障害を減量により改善させるための疾患概念.
メタボリックシンドローム: 内臓脂肪蓄積によって生じる多重危険因子を内臓脂肪の
減少によって改善させ，心血管疾患の発症を予防するための疾患概念.
（日本肥満学会，編. 肥満症診療ガイドライン 2016. 東京: ライフサイエンス出版;
2016[2]）

❖ 文献

1）メタボリックシンドローム診断基準検討委員会. メタボリックシンドロームの定義と
　　診断基準. 日内会誌. 2005; 94: 794-809.
2）日本肥満学会，編. 肥満症診療ガイドライン 2016. 東京: ライフサイエンス出版; 2016.
3）宮崎　滋. 肥満症診療ガイドライン 2016. 日内会誌. 2018; 107: 262-8.

# 2 血圧

## ✓ ポイント

- 測定は原則 2 回，安定した値の平均値を血圧値とする．
- 高血圧治療ガイドライン 2019[1] の変更点（診察室血圧）
  - Ⅰ度高血圧以上の基準は変更なし
  - 正常血圧 120/80mmHg 未満と定義
  - "正常高値血圧" "高値血圧" を新設
  - リスクに応じた治療介入が推奨された．
  - （降圧目標についても低く，より厳格に設定されている）
- 120/80mmHg を超えて血圧が高くなるほど，脳心血管病，慢性腎臓病などの罹患リスクは高くなる．
- 仮面高血圧は脳心血管病リスクが高い．
  - 高値血圧，喫煙者，アルコール多飲者，精神的ストレスが多い人，身体活動度が高い人，心拍数の多い人が高リスク群とされている．
  - 対象者には診察室外の血圧測定をすすめる．
- 白衣高血圧は，持続性高血圧への移行リスクが高いと報告されており，注意深い経過観察が必要．
- 日本高血圧学会は 140 / 90mmHg 以上であれば医療機関の受診をすすめている（注意点：ドックではⅠ度高血圧が C 判定になっている）．
- 受診者には，家庭血圧測定の重要性と，正常血圧以外はすべて生活習慣を見直す必要があることを伝える．

**表4** 成人診察室血圧分類と判定区分

| 分類 | 収縮期血圧 | | 拡張期血圧 | ドック判定 |
|---|---|---|---|---|
| 正常血圧 | < 120 | and | < 80 | A |
| 正常高値血圧 | 120 〜 129 | and | < 80 | A |
| 高値血圧 | 130 〜 139 | and/or | 80 〜 89 | 収縮期血圧≦ 129 かつ拡張期血圧 80 〜 84 は A 上記以外は B |
| Ⅰ度高血圧 | 140 〜 159 | and/or | 90 〜 99 | C |
| Ⅱ度高血圧 | 160 〜 179 | and/or | 100 〜 109 | D |
| Ⅲ度高血圧 | ≧ 180 | and/or | ≧ 110 | D |
| (孤立性) 収縮期高血圧 | ≧ 140 | and | < 90 | C or D |

(日本高血圧学会高血圧治療ガイドライン作成委員会, 編. 高血圧治療ガイドライン 2019. 東京: ライフサイエンス出版; 2019[1]) をもとに作成)

**表5** 診察室血圧に基づいた脳心血管病リスク層別化

| 血圧分類<br>リスク層 | 高値血圧<br>130 〜 139/<br>80 〜 89mmHg | Ⅰ度高血圧<br>140 〜 159/<br>90 〜 99mmHg | Ⅱ度高血圧<br>160 〜 179/<br>100 〜 109mmHg | Ⅲ度高血圧<br>≧180/<br>≧110mmHg |
|---|---|---|---|---|
| リスク第一層<br>予後影響因子がない | 低リスク | 低リスク | 中等リスク | 高リスク |
| リスク第二層<br>年齢 (65 歳以上), 男性, 脂質異常症, 喫煙のいずれかがある | 中等リスク | 中等リスク | 高リスク | 高リスク |
| リスク第三層<br>脳心血管病既往, 非弁膜症性心房細動, 糖尿病, 蛋白尿のある CKD のいずれか, または, リスク第二層の危険因子が 3 つ以上ある | 高リスク | 高リスク | 高リスク | 高リスク |

JALS スコアと久山スコアより得られる絶対リスクを参考に, 予後影響因子の組合せによる脳心血管症リスク識別化を行った. 層別化で用いられている予後影響因子は, 血圧, 年齢 (65 歳以上), 男性, 脂質異常症, 喫煙, 脳心血管病 (脳出血, 脳梗塞, 心筋梗塞) の既往. 非弁膜症心房細動, 糖尿病, 蛋白尿のある CKD である.
(日本高血圧学会高血圧治療ガイドライン作成委員会, 編. 高血圧治療ガイドライン 2019. 東京: ライフサイエンス出版; 2019[1]) をもとに作成)

### 図6 初診時の血圧レベル別の血圧管理計画

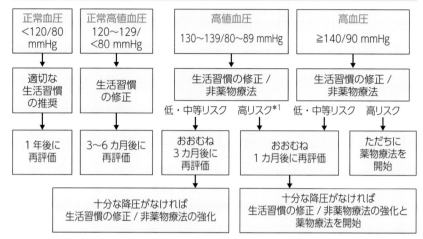

\*1 高値血圧レベルでは，後期高齢者（75 歳以上），両側頸動脈狭窄や脳主幹動脈閉塞がある．または未評価の脳血管障害，蛋白尿のない CKD，非弁膜症性心房細動の場合は，高リスクであっても中等リスクと同様に対応する．その後の経過で症例ごとに薬物療法の必要性を検討する．

（日本高血圧学会高血圧治療ガイドライン作成委員会, 編. 高血圧治療ガイドライン 2019. 東京: ライフサイエンス出版; 2019[1) をもとに作成)

### 表6 降圧目標

|  | 診察室血圧<br>(mmHg) | 家庭血圧<br>(mmHg) |
|---|---|---|
| 75 歳未満の成人[*1]<br>脳血管障害患者<br>　（両側頸動脈狭窄や脳主幹動脈閉塞なし）<br>冠動脈疾患患者<br>CKD 患者（蛋白尿陽性）[*2]<br>糖尿病患者<br>抗血栓薬服用中 | < 130/80 | < 125/75 |
| 75 歳以上の高齢者[*3]<br>脳血管障害患者<br>　（両側頸動脈狭窄や脳主幹動脈閉塞あり，または未評価）<br>CKD 患者（蛋白尿陰性）[*2] | < 140/90 | < 135/85 |

＊1　未治療で診察室血圧 130 〜 139/80 〜 89mmHg の場合は，低・中等リスク患者では生活習慣の修正を開始または強化し，高リスク患者ではおおむね 1 カ月以上の生活習慣修正にて降圧しなければ，降圧薬治療の開始を含めて，最終的に 130/80mmHg 未満を目指す．すでに降圧薬治療中で 130 〜 139/80 〜 89mmHg の場合は，低・中等リスク患者では生活習慣の修正を強化し，高リスク患者では降圧薬治療の強化を含めて，最終的に 130/80mmHg 未満を目指す．

＊2　随時尿で 0.15g/gCr 以上を蛋白尿陽性とする．

＊3　併存疾患などによって一般に降圧目標が 130/80mmHg 未満とされる場合，75 歳以上でも忍容性があれば個別に判断して 130/80mmHg 未満を目指す．

　　降圧目標を達成する過程ならびに達成後も過降圧の危険性に注意する．

　　過降圧は，到達血圧のレベルだけでなく，降圧幅や降圧速度，個人の病態によっても異なるので個別に判断する．

（日本高血圧学会高血圧治療ガイドライン作成委員会，編. 高血圧治療ガイドライン 2019．東京：ライフサイエンス出版；2019[1) をもとに作成）

### 表7　生活習慣修正項目

1. 減塩
   食塩制限：6g/ 日未満＊1

2. 食物
   野菜・果物の積極的摂取（腎障害，肥満，糖尿病は要制限）
   飽和脂肪酸，コレステロールの摂取を控える
   多価不飽和脂肪酸，低脂肪乳製品の積極的摂取

3. 減量
   適正体重の維持：BMI 25 未満

4. 運動（心・脳血管疾患のない場合）
   軽強度の有酸素運動（動的および静的筋肉負荷運動）を毎日 30 分，または 180 分 /
   週以上

5. 節酒
   エタノールとして男性 20 〜 30mL/ 日以下，女性 10 〜 20mL/ 日以下に制限する＊2

6. 禁煙

（日本高血圧学会高血圧治療ガイドライン作成委員会，編．高血圧治療ガイドライン 2019．東
京：ライフサイエンス出版；2019[1]）をもとに作成）
＊1　塩分量のめやす：Na（mg）× 2.54 ÷ 1000 ＝食塩相当量（g）
　参考①　日本人の塩分摂取量　男性 10.8g 女性 9.1g（平成 29 年度）[2]
　参考②　小さじ 1 杯に含まれる食塩量[3]
　　　　食塩：6g，薄口しょうゆ：1.0g，濃口しょうゆ：0.9g，みそ（米）：0.4g，
　　　　みそ（豆）：0.7g，みそ（麦）：0.7g（みそは米みそが生産の 8 割），ケチャップ：0.2g，
　　　　バター：0.1g，マヨネーズ：0.1g，和風だしの素：2.5g，うま味調味料：2.4g，
　　　　コンソメ：2.6g
　参考③　上手な減塩法[3]
　・酸味の利用：酢，レモン汁 など
　・薬味の利用：しょうが，ニンニク，しその葉，ねぎ など
　・香辛料の利用：わさび，とうがらし，こしょう，山椒，バジル，ナツメグ，シナモン など
　・うま味の利用：かつおだし，昆布だし，しいたけだし，中華だし，とりがらだし，にぼ
　　しだし，洋風だし など（注：市販の粉末だしの素ではない）
＊2　主な酒類の 1 日量のめやす[4]

| お酒の種類 | ビール | 清酒 | ウイスキー・ブランデー | 焼酎 | ワイン |
|---|---|---|---|---|---|
| | 中瓶1本 | 1合,<br>180mL | ダブル,<br>60 mL | 1/2合,<br>90mL | 2杯,<br>240mL |
| アルコール度数 | 5 % | 15 % | 43 % | 35 % | 12 % |
| 純アルコール量 | 20g | 22g | 20g | 25g | 23g |

純アルコール量（g）＝酒量（mL）×アルコール度数/100 × 0.8（アルコールの比重）
　　　　　　　　［エタノール 20mL はアルコール 25g と同じ］

---

**表8　家庭血圧測定の方法・条件・評価**

| | |
|---|---|
| 1. 装置 | 上腕カフ・オシロメトリック法に基づく装置 |
| 2. 測定環境 | 1) 静かで適当な室温の環境[*1]<br>2) 原則として背もたれつきの椅子に脚を組まず座って1〜2分の安静後<br>3) 会話を交わさない環境<br>4) 測定前に喫煙，飲酒，カフェインの摂取は行わない<br>5) カフ位置を心臓の高さに維持できる環境 |
| 3. 測定条件 | 1) 必須条件<br>　a) 朝（起床後）1時間以内<br>　　排尿後<br>　　朝の服薬前<br>　　朝食前<br>　　座位1〜2分安静後<br>　b) 晩（就床前）<br>　　座位1〜2分安静後<br>2) 追加条件<br>　a) 指示により，夕食前，晩の服薬前，入浴前，飲酒前などその他適宜．自覚症状のある時，休日昼間，深夜睡眠時[*2] |
| 4. 測定回数とその扱い[*3] | 1機会原則2回測定し，その平均をとる<br>1機会に1回のみ測定した場合には，1回のみの血圧値をその機会の血圧値として用いる |
| 5. 測定期間 | できる限り長期間 |

| 6. 記録 | すべての測定値を記録する |
|---|---|
| 7. 評価の対象 | 朝測定値 7 日間（少なくとも 5 日間）の平均値<br>晩測定値 7 日間（少なくとも 5 日間）の平均値<br>すべての個々の測定値. |
| 8. 評価 | 高血圧　　　朝・晩いずれかの平均値≧ 135/85mmHg<br>正常血圧　　朝・晩それぞれの平均値＜ 115/75mmHg |

*[1] ことに冬期，暖房のない部屋での測定は血圧を上昇させるので，室温への注意を喚起する
*[2] 夜間睡眠時の血圧を自動で測定する家庭血圧計が入手し得る
*[3] あまり多くの測定頻度を求めてはならない
注[1] 家庭血圧測定に対し不安をもつ者には測定を強いてはならない
注[2] 測定値や測り忘れ（ただし頻回でないこと）に一喜一憂する必要のないことを指導しなければならない
注[3] 測定値に基づき，自己判断で降圧薬の中止や降圧薬の増減をしてはならない旨を指導する
注[4] 原則として利き手の反対側での測定を推奨する．ただし，血圧値に左右差がある場合などは，適宜，利き手側での測定も指導する
(日本高血圧学会高血圧治療ガイドライン作成委員会, 編. 高血圧治療ガイドライン 2019. 東京: ライフサイエンス出版; 2019[1])

❖ 文献

1）日本高血圧学会高血圧治療ガイドライン作成委員会, 編. 高血圧治療ガイドライン 2019. 東京: ライフサイエンス出版; 2019.
2）厚生労働省. 平成 29 年度国民健康・栄養調査結果の概要.
3）日本腎臓学会, 編. 医師・コメディカルのための慢性腎臓病生活・食事指導マニュアルの附属資料（あなたの腎臓を守りましょう　CKD 管理ノート　FROM-J. p.28-35）. p.111-2.
4）厚生労働省ホームページ. 健康日本 21（アルコール）. http://www.mhlw.go.jp/topics/kenko21_11/b5.html#A53

# ③ 視力・眼圧, 聴力

＊眼底検査も必須項目だが, 専門医が判読するためここでは取り上げない

## ✓ 視力・眼圧

- 眼圧の基準範囲は 9〜20mmHg であるが, 緑内障の 7 割がこの範囲内にあるため判定区分は設定されていない.
- 緑内障の定義[1]: 視神経と視野に特徴的変化を有し, 通常, 眼圧を十分に下降させることにより視神経障害を改善もしくは抑制しうる眼の機能的構造的異常を特徴とする疾患である.

表9 日本人間ドック学会判定区分

| 視力 | 判定区分 |
| --- | --- |
| 1.0 以上 | A 異常なし |
| 0.7〜0.9 | C 要再検査 |
| 0.6 以下 | D 要精密検査・治療 |

視力: 裸眼, 矯正視力の場合は矯正で判定. 悪い側で判定.

## ✓ 聴力

代表的な難聴について押さえておこう（老人性難聴と騒音性難聴）.

- 老人性難聴（加齢性難聴）

高周波域から難聴が進行.

遺伝的関与が示唆される.

リスクファクター: 高血圧, 心血管系疾患, 脳血管疾患, 喫煙, 糖尿病, 騒音ばく露などが報告されている[2].

- 騒音性難聴（慢性音響性）

左右差なく 4000Hz を中心とした難聴.

音圧レベル 85dB 以上の騒音下に 1 日 8 時間, 5〜15 年以上の経過で徐々に進行する.

職業性疾病に指定されている.

- 若者のヘッドホン難聴に注意（音響性難聴の一つ）.

  音量を下げ，使用時間を制限することが必要（WHO は，80 dB の場合 1 週間当たり 40 時間，95 dB では 1 週間当たり 75 分を超えて聞き続けると危険としている[3]）.

- 一側性難聴には突発性難聴，メニエール病や聴神経腫瘍などがある.
- 耳鳴の症状がある場合は，何らかの難聴の可能性を考慮.
- 年齢別平均聴力も参考に（図7）.

**表10** 日本人間ドック学会判定区分

| | | 判 定 | | |
|---|---|---|---|---|
| | | A | C | D |
| 聴力（dB） | 1000Hz | 30 以下 | 35 | 40 以上 |
| | 4000Hz | 30 以下 | 35 | 40 以上 |

**図7** 年齢別聴力の平均値

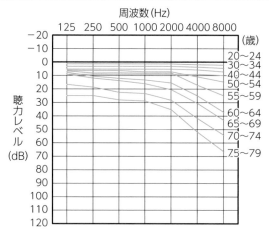

（日本聴覚医学会，編. 聴覚検査の実際. 第 4 版. 東京: 南山堂; 2017[4]. p.24）

| 表11 | 各 dB での騒音のめやす |
|---|---|
| 60 | 一般的な会話 |
| 80 | 走行中の電車の車内，ピアノ（1m） |
| 90 | パチンコ店内，犬の鳴き声（5m） |
| 100 | 電車が通る時のガード下 |

❖ 文献

1）日本緑内障学会緑内障診療ガイドライン作成委員会. 緑内障診療ガイドライン. 第4版. 日眼会誌. 2018; 122: 5-53.
2）Yamasoba T, et al. Current concepts in age-related hearing loss: Epidemiology and mechanistic pathways. Hearing research. 2013; 303: 30-8.
3）WHO. Safe listening devices and systems. 2019.
4）日本聴覚医学会, 編. 聴覚検査の実際. 第4版. 東京: 南山堂; 2017.

## 4 血液検査

### ✓ 総蛋白，アルブミン

- 健常者では総蛋白の 60 ～ 70 ％がアルブミン，20 ％近くがγグロブリンで占められる.
  アルブミンは主に肝臓で，免疫グロブリンは形質細胞で産生される.
- 高蛋白血症は血液濃縮あるいは高γグロブリン血症，低蛋白血症は低アルブミン血症が主体.
- 総蛋白の異常
  高値: 多発性骨髄腫，原発性マクログロブリン血症，自己免疫疾患，慢性肝炎など
  低値: 栄養障害，重度肝障害，ネフローゼ症候群，悪性腫瘍，甲状腺機能亢進症など

**表12** 日本人間ドック学会判定区分

|  | A | B | C | D |
|---|---|---|---|---|
| 総蛋白 g/dL | 6.5 ～ 7.9 | 8.0 ～ 8.3 | 6.2 ～ 6.4 | 6.1 以下<br>8.4 以上 |
| アルブミン g/dL | 3.9 以上 |  | 3.7 ～ 3.8 | 3.6 以下 |

### ✓ クレアチニン（Cr），eGFR

- クレアチニン（Cr）はクレアチン（アミノ酸の一種. 肝臓で合成され 98 ％が筋肉に存在）の代謝産物.
- Cr の変化をきたすもの
  高値: 腎機能障害，血液濃縮，筋肉量増加，溶血
  低値: 尿排泄増加（尿崩症），筋萎縮，産生低下（肝障害）
- 日本人の慢性腎臓病（CKD）患者は 1330 万人と推測され，成人約 8 人に 1 人は CKD である.

［透析患者は年々増加している．2020年末時点で患者総数は約34万7000人，同年新規透析導入患者数（腹膜透析・血液透析など合計）は約4万人[1)]］

- ドックでのCKD早期診断が重要．

**表13　日本人間ドック学会判定区分**

| | | A | B | C | D |
|---|---|---|---|---|---|
| クレアチニン mg/dL | 男性 | 1.00以下 | 1.01〜1.09 | 1.10〜1.29 | 1.30以上 |
| | 女性 | 0.70以下 | 0.71〜0.79 | 0.80〜0.99 | 1.00以上 |
| eGFR（mL/分 /1.73m²） | | 60.0以上 | | 45.0〜59.9 | 44.9以下 |

※ eGFRを優先して判定

eGFR: estimated glomerular filtration rate 推算糸球体濾過量

GFRは日常診療では血清Cr値，性別，年齢から日本人のGFR推算式を用いて算出する：

eGFRcreat（mL/分 /1.73m²）

$$= 194 \times 血清Cr（mg/dL）^{-1.094} \times 年齢（歳）^{-0.287}$$

女性の場合には× 0.739

（日本腎臓学会, 編. エビデンスに基づくCKD診療ガイドライン2018. 東京医学社; 2018[2)]. p.2などをもとに作成）

**表14　CKDの定義**

(1) 尿異常，画像診断，血液，病理で腎障害の存在が明らか．特に0.15g/gCr以上の蛋白尿（30mg/gCr以上のアルブミン尿）の存在が重要

(2) GFR < 60mL/分 /1.73m²

(1)(2)のいずれか，または両方が3カ月以上持続する

腎障害の例： 微量アルブミン尿を含む蛋白尿などの尿異常

尿沈渣の異常

片腎や多発性嚢胞腎などの画像異常

血清クレアチニン値上昇などの腎機能低下

尿細管障害による低K血症などの電解質異常

腎生検などで病理組織検査の異常

（日本腎臓学会, 編. CKD診療ガイド2012. 東京医学社; 2012[3)]）

表15 かかりつけ医から腎臓専門医・専門医療機関への紹介基準

| 原疾患 | | 蛋白尿区分 | | A1 | A2 | A3 |
|---|---|---|---|---|---|---|
| 糖尿病 | | 尿アルブミン定量（mg/ 日）<br>尿アルブミン /Cr 比<br>（mg/gCr） | | 正常<br><br>30 未満 | 微量アルブミン尿<br><br>30 ～ 299 | 顕性アルブミン尿<br><br>300 以上 |
| 高血圧<br>腎炎<br>多発性嚢胞腎<br>その他 | | 尿蛋白定量（g/ 日）<br>尿蛋白 /Cr 比（g/gCr） | | 正常<br>（－）<br><br>0.15 未満 | 軽度蛋白尿<br>（±）<br><br>0.15 ～ 0.49 | 高度蛋白尿<br>（＋～）<br><br>0.50 以上 |
| GFR 区分<br>（mL/ 分<br>/1.73m2） | G1 | 正常または<br>高値 | ≧ 90 | | 血尿＋なら紹介，蛋<br>白尿のみならば生活<br>指導・診療継続 | 紹介 |
| | G2 | 正常または<br>軽度低下 | 60 ～ 89 | | 血尿＋なら紹介，蛋<br>白尿のみならば生活<br>指導・診療継続 | 紹介 |
| | G3a | 軽度～中等度<br>低下 | 45 ～ 59 | 40 歳未満は紹介，<br>40 歳以上は生活<br>指導・診療継続 | 紹介 | 紹介 |
| | G3b | 中等度～高度<br>低下 | 30 ～ 44 | 紹介 | 紹介 | 紹介 |
| | G4 | 高度低下 | 15 ～ 29 | 紹介 | 紹介 | 紹介 |
| | G5 | 末期腎不全 | ＜ 15 | 紹介 | 紹介 | 紹介 |

上記以外に，3 カ月以内に 30 ％以上の腎機能の悪化を認める場合は速やかに紹介．
上記基準ならびに地域の状況等を考慮し，かかりつけ医が紹介を判断し，かかりつけ医と腎臓専門医・専門
医療機関で逆紹介や併診等の受診形態を検討する．

腎臓専門医・専門医機関への紹介目的（原疾患を問わない）
1) 血尿，蛋白尿，腎機能低下の原因精査
2) 進展抑制目的の治療強化（治療抵抗性の蛋白尿（顕性アルブミン尿），腎機能低下，高血圧に対す
   る治療の見直し，二次生高血圧の鑑別など）
3) 保存期腎不全の管理，腎代替療法の導入

原疾患に糖尿病がある場合
1) 腎臓内科医・専門医療機関の紹介基準に当てはまる場合で，原疾患に糖尿病がある場合にはさら
   に糖尿病専門医・専門医療機関への紹介を考慮する．
2) それ以外でも以下の場合には糖尿病専門医・専門医療機関への紹介を考慮する．
   ①糖尿病治療方針の決定に専門的知識（3 カ月以上の治療でも HbA1c の目標値に達しない．薬剤
     選択，食事運動療法指導など）を要する場合
   ②糖尿病合併症（網膜症，神経障害，冠動脈疾患，脳血管疾患，末梢動脈疾患など）発症のハイリ
     スク患者（血糖・血圧・脂質・体重等の難治例）である場合
   ③上記糖尿病合併症を発症している場合
     なお，詳細は「糖尿病治療ガイド」を参照のこと

（日本腎臓学会，編. エビデンスに基づく CKD 診療ガイドライン 2018. 東京医学社; 2018[2]）

　CKD 診療ガイドラインは，尿蛋白 1+ 以上の健診受診者が医療機関で診療を受けることを推奨している［－や±の受診者と比べて ESKD（末期腎不全）や心血管死，総死亡のリスクが高いと報告されている］．

### 表 16　CKD 生活・食事指導基準（成人）

| CKD ステージ | CKD ステージ G1 CKD ステージ G2 | CKD ステージ G3a/b | CKD ステージ G4 | CKD ステージ G5 |
|---|---|---|---|---|
| 生活習慣の改善 | 禁煙・BMI 25 未満 | | | |
| 食事管理 | 高血圧があれば減塩 3g/ 日以上 6g/ 日未満 | 食塩摂取量 3g/ 日以上 6g/ 日未満 | | |
| | | たんぱく質制限 G3a: 0.8 ～ 1.0g/ kg/ 日 G3b: 0.6 ～ 0.8g/ kg/ 日 | たんぱく質制限 0.6 ～ 0.8g/kg/ 日 | |
| | | 高 K 血症があれば K 制限 | | |
| 血圧管理 | 130/80mmHg 未満 | | | |
| 血糖管理 （糖尿病の場合） | HbA1c 7.0 ％未満 | | | |
| 脂質管理 | LDL-C 120mg/dL 未満 | | | |

（日本腎臓学会，編. 慢性腎臓病 生活・食事指導マニュアル～栄養実践編～. 2015[4]）

## ✓ 尿酸

- 高尿酸血症の定義は 7.0mg/dL を超えるものいう．
  高尿酸血症が長年持続すると痛風関節炎や痛風結節，腎障害，尿路結石などが顕性化してくる．
- 2016 年の国民生活基礎調査から推定される日本の痛風患者数は 100 万人とされている．成人男性の 20 ～ 25 ％に高尿酸血症が認められる．
  遺伝的背景に加えて，環境要因が大きく関与する生活習慣病である．
- 高血圧や糖尿病・肥満などの他の生活習慣病，腎臓病，脳・心血管病との関連性が判明している．
- 2019 年高尿酸血症・痛風の治療ガイドライン[5] では，腎外排泄低下型という病型が新たに加えられた．

- 尿酸値が高値となるもの（二次性）

尿酸産生過剰型：造血器腫瘍（骨髄増殖性疾患，悪性リンパ腫など），増殖速度の速い固形腫瘍，腫瘍崩壊症候群，多血症，溶血性貧血，甲状腺機能低下症

尿酸排泄低下型：慢性腎不全，脱水，薬剤〔利尿薬（フロセミド，サイアザイド系），抗結核薬（PZA，EB），免疫抑制剤（シクロスポリン）〕

混合型：肥満，飲酒，外傷・熱傷

- 大量飲酒，無酸素運動，絶食，脱水状態の後では数時間～数日間高値を示す．

女性は閉経後に上昇する．

- 低尿酸血症は，尿酸排泄亢進型と尿酸産生低下型があるが，多くは尿酸排泄型である．

血清尿酸値が 2.0mg/dL 以下の場合は腎性低尿酸血症の可能性を考慮．

表17　日本人間ドック学会判定区分

| | A | B | C | D |
|---|---|---|---|---|
| 尿酸 mg/dL | 2.1 ～ 7.0 | 7.1 ～ 7.9 | 2.0 以下<br>8.0 ～ 8.9 | 9.0 以上 |

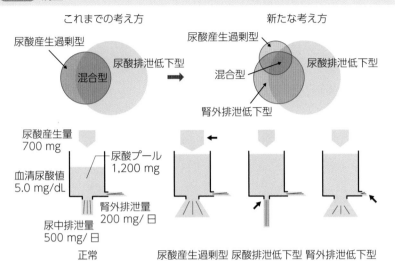

図8　病型

これまでの考え方　　　　新たな考え方

尿酸産生過剰型

尿酸排泄低下型

混合型

尿酸産生過剰型

尿酸排泄低下型

混合型

腎外排泄低下型

尿酸産生量
700 mg

尿酸プール
1,200 mg

血清尿酸値
5.0 mg/dL

腎外排泄量
200 mg/ 日

尿中排泄量
500 mg/ 日

正常　　　　尿酸産生過剰型 尿酸排泄低下型 腎外排泄低下型

腎外排泄低下型: 腸からの尿酸排泄の低下. 日本人患者は尿酸排泄低下型が多いと考えられている. (日本痛風・尿酸核酸学会, 編. 高尿酸血圧・痛風の治療ガイドライン. 第 3 版. 東京: 診断と治療社; 2019[5])

図9　高尿酸血症の治療指針

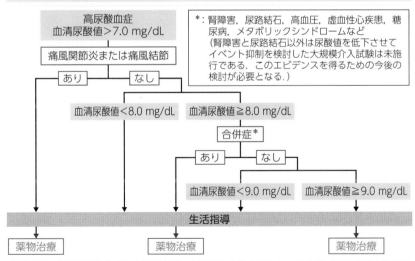

高尿酸血症
血清尿酸値>7.0 mg/dL

痛風関節炎または痛風結節

あり　　　なし

*: 腎障害, 尿路結石, 高血圧, 虚血性心疾患, 糖尿病, メタボリックシンドロームなど
(腎障害と尿路結石以外は尿酸値を低下させてイベント抑制を検討した大規模介入試験は未施行である. このエビデンスを得るための今後の検討が必要となる.)

血清尿酸値<8.0 mg/dL　血清尿酸値≧8.0 mg/dL

合併症*

あり　　　なし

血清尿酸値<9.0 mg/dL　血清尿酸値≧9.0 mg/dL

生活指導

薬物治療　　　　薬物治療　　　　薬物治療

(日本痛風・尿酸核酸学会, 編. 高尿酸血圧・痛風の治療ガイドライン. 第 3 版. 東京: 診断と治療社; 2019[5])

### 表18 生活習慣の修正項目

生活習慣病であることを認識し，是正することが重要.

1. 食事
    適正なエネルギー摂取（最も重要）
    制限： プリン体の過剰摂取*1
          糖質の過剰摂取
    推奨  ビタミンC（血清尿酸値を低下させる）
          乳製品・コーヒー（痛風発作を抑制）
          飲水（尿量減少は尿路結石のリスクを増す）

2. 飲酒*2
    1日の飲酒量の目安
      日本酒1合，ビール350〜500mL，ウイスキーダブル1杯（60mL）（ワインは148mLまでは血清尿酸値をあげない）

3. 運動（肥満の解消，内臓脂肪を減らすことが大事）
    有酸素運動（歩行，ジョギング，サイクリングなど）
    （無酸素運動は血清尿酸値を上昇させる）

* 1 プリン体の厳格な制限は重要とされなくなってきている.
    高プリン体食品（動物の内臓，魚の干物）の過剰摂取には注意.
* 2 アルコールはプリン体の有無にかかわらず，代謝過程で尿酸値を上昇させる.
    ビールはプリン体を多く含んでおり，特に尿酸値を上昇させやすい.

### 表19 食品中のプリン体含有量（100gあたり）

| 極めて多い（300mg〜） | 鶏レバー，干物（マイワシ），白子（イサキ，ふぐ，たら），あんこう（肝酒蒸し），太刀魚，健康食品（DNA/RNA，ビール酵母，クロレラ，スピルリナ，ローヤルゼリー）など |
|---|---|
| 多い（200〜300mg） | 豚レバー，牛レバー，カツオ，マイワシ，大正エビ，オキアミ，干物（マアジ，サンマ）など |
| 中程度（100〜200mg） | 肉（豚・牛・鶏）類の多くの部位や魚類など ほうれんそう（芽），ブロッコリースプラウト |
| 少ない（50〜100mg） | 肉類の一部（豚・牛・羊），魚類の一部，加工肉類など ほうれんそう（葉），カリフラワー |
| 極めて少ない（〜50mg） | 野菜類全般，米などの穀類，卵（鶏・うずら），乳製品，豆類，きのこ類，豆腐，加工食品など |

（日本痛風・尿酸核酸学会，編. 高尿酸血圧・痛風の治療ガイドライン. 第3版. 東京: 診断と治療社; 2019[5]）

### ✓ 血清脂質

- 脂質異常症の管理は，動脈硬化性疾患の発症予防に重要.
- 日本動脈硬化学会は，動脈硬化発症リスクを判断するためのスクリーニング値として脂質異常の診断基準を設定している[6].
- 動脈硬化性疾患予防ガイドラインでは，動脈硬化性疾患リスクに応じたカテゴリー分類を行い，各カテゴリーに応じた脂質管理目標値を設定した（図 10 〜 11），表 21.
  （日本動脈硬化学会は，冠動脈疾患発症予測・脂質管理目標設定アプリを作成している．http://www.j-athero.org/jp/general/ge_tool2）
- 低 LDL-C 血症[7]
  遺伝性は稀なものが多いが，家族性低 β リポ蛋白血症は常染色体共優性，ヘテロ接合体は 500 〜 1000 人に 1 人と高頻度．無症状が多いが高度脂肪肝を合併する場合があり，その際は肥満の是正や脂肪摂取制限を指導する[7].
- 高 HDL-C 血症
  HDL-C が低いと動脈硬化性疾患のリスクを高めるが，高い場合にリスクが下がるとは限らない.
  高 HDL-C 血症での冠動脈疾患や死亡増加が報告されており，動脈硬化性疾患予防に配慮した生活習慣の改善が必要.

表20 日本人間ドック学会判定区分 （単位すべて mg/dL）

|  | A | B | C |  | D |  |
|---|---|---|---|---|---|---|
| HDL-C | 40 以上 |  | 35 〜 39 |  | 34 以下 |  |
| Non-HDL-C | 90 〜 149 | 150 〜 169 | 170 〜 209 | 89 以下 | 210 以上 |  |
| LDL-C（※） | 60 〜 119 | 120 〜 139 | 140 〜 170 | 59 以下 | 180 以上 |  |
| TG | 30 〜 149 | 150 〜 299 | 300 〜 499 | 29 以下 | 500 以上 |  |

※ドックでは直接法が用いられている
：脂質異常症診断基準で境界域
：脂質異常症診断基準で高値

**図10** 動脈硬化性疾患予防から見た脂質管理目標値設定のためのフローチャート

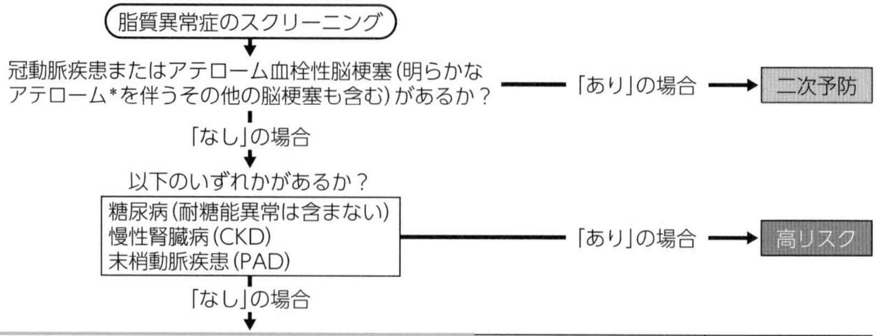

脂質異常症のスクリーニング

冠動脈疾患またはアテローム血栓性脳梗塞（明らかな
アテローム*を伴うその他の脳梗塞も含む）があるか？　━━━━「あり」の場合 ━━▶ 二次予防

「なし」の場合

以下のいずれかがあるか？

糖尿病（耐糖能異常は含まない）
慢性腎臓病（CKD）　　　　　　　　　　　　　　「あり」の場合 ━━▶ 高リスク
末梢動脈疾患（PAD）

「なし」の場合

| 久山町研究によるスコア | | | | 予測される10年間の動脈硬化性疾患発症リスク | 分類 |
|---|---|---|---|---|---|
| 40〜49歳 | 50〜59歳 | 60〜69歳 | 70〜79歳 | | |
| 0〜12 | 0〜7 | 0〜1 | − | 2%未満 | 低リスク |
| 13以上 | 8〜18 | 2〜12 | 0〜7 | 2〜10%未満 | 中リスク |
| − | 19以上 | 13以上 | 8以上 | 10%以上 | 高リスク |

久山町研究のスコア（図11）に基づいて計算する.

＊頭蓋内外動脈に50％以上の狭窄，または弓部大動脈粥腫（最大肥厚4mm以上）
注：家族性高コレステロール血症および家族性Ⅲ型高脂血症と診断された場合はこのチャートを用いず
にガイドライン第4章「家族性高コレステロール血症」，ガイドライン第5章「原発性脂質異常症」の
章をそれぞれ参照すること.

**図11** 久山町スコアによる動脈硬化性疾患発症予測モデル

| ① 性別 | ポイント |
|---|---|
| 女性 | 0 |
| 男性 | 7 |

| ② 収縮期血圧 | ポイント |
|---|---|
| <120mmHg | 0 |
| 120〜129mmHg | 1 |
| 130〜139mmHg | 2 |
| 140〜159mmHg | 3 |
| 160mmHg〜 | 4 |

| ③ 糖代謝異常（糖尿病は含まない） | ポイント |
|---|---|
| なし | 0 |
| あり | 1 |

注1：過去喫煙者は⑥喫煙はなしとする.

| ④ 血清LDL-C | ポイント |
|---|---|
| <120mg/dL | 0 |
| 120〜139mg/dL | 1 |
| 140〜159mg/dL | 2 |
| 160mg/dL〜 | 3 |

| ④ 血清HDL-C | ポイント |
|---|---|
| 60mg/dL〜 | 0 |
| 40〜59mg/dL | 1 |
| <40mg/dL | 2 |

| ⑥ 喫煙 | ポイント |
|---|---|
| なし | 0 |
| あり | 2 |

| ①〜⑥のポイント合計 | 点 |
|---|---|

右表のポイント合計より年齢階級別の絶対リスクを推計する.

| ポイント合計 | 40〜49歳 | 50〜59歳 | 60〜69歳 | 70〜79歳 |
|---|---|---|---|---|
| 0 | <1.0% | <1.0% | 1.7% | 3.4% |
| 1 | <1.0% | <1.0% | 1.9% | 3.9% |
| 2 | <1.0% | <1.0% | 2.2% | 4.5% |
| 3 | <1.0% | 1.1% | 2.6% | 5.2% |
| 4 | <1.0% | 1.3% | 3.0% | 6.0% |
| 5 | <1.0% | 1.4% | 3.4% | 6.9% |
| 6 | <1.0% | 1.7% | 3.9% | 7.9% |
| 7 | <1.0% | 1.9% | 4.5% | 9.1% |
| 8 | 1.1% | 2.2% | 5.2% | 10.4% |
| 9 | 1.3% | 2.6% | 6.0% | 11.9% |
| 10 | 1.4% | 3.0% | 6.9% | 13.6% |
| 11 | 1.7% | 3.4% | 7.9% | 15.5% |
| 12 | 1.9% | 3.9% | 9.1% | 17.7% |
| 13 | 2.2% | 4.5% | 10.4% | 20.2% |
| 14 | 2.6% | 5.2% | 11.9% | 22.9% |
| 15 | 3.0% | 6.0% | 13.6% | 25.9% |
| 16 | 3.4% | 6.9% | 15.5% | 29.3% |
| 17 | 3.9% | 7.9% | 17.7% | 33.0% |
| 18 | 4.5% | 9.1% | 20.2% | 37.0% |
| 19 | 5.2% | 10.4% | 22.9% | 41.1% |

（図10，11：日本動脈硬化学会，編. 動脈硬化性疾患予防ガイドライン2022年版. 東京：日本動脈
硬化学会; 2022[6]. p.69, 図3-1, 2）

**表21 リスク区分別脂質管理目標値**

| 治療方針の原則 | 管理区分 | 脂質管理目標値 (mg/dL) | | | |
|---|---|---|---|---|---|
| | | LDL-C | Non-HDL-C | TG | HDL-C |
| **一次予防**<br>まず生活習慣の改善を行った後薬物療法の適用を考慮する | 低リスク | <160 | <190 | <150 (空腹時)***<br><175 (随時) | ≧40 |
| | 中リスク | <140 | <170 | | |
| | 高リスク | <120<br><100* | <150<br><130* | | |
| **二次予防**<br>生活習慣の是正とともに薬物治療を考慮する | 冠動脈疾患またはアテローム血栓性脳梗塞(明らかなアテローム****を伴うその他の脳梗塞を含む)の既往 | <100<br><70** | <130<br><100** | | |

- *糖尿病において，PAD，細小血管症（網膜症，腎症，神経障害）合併時，または喫煙ありの場合に考慮する．（ガイドライン第3章5.2参照）
- **「急性冠症候群」，「家族性高コレステロール血症」，「糖尿病」，「冠動脈疾患とアテローム血栓性脳梗塞（明らかなアテロームを伴うその他の脳梗塞を含む）」の4病態のいずれかを合併する場合に考慮する．
- 一次予防における管理目標達成の手段は非薬物療法が基本であるが，いずれの管理区分においてもLDL-Cが180mg/dL以上の場合は薬物治療を考慮する．家族性高コレステロール血症の可能性も念頭に置いておく．（ガイドライン第4章参照）
- まずLDL-Cの管理目標値を達成し，次にnon-HDL-Cの達成を目指す．LDL-Cの管理目標を達成してもnon-HDL-Cが高い場合は高TG血症を伴うことが多く，その管理が重要となる．低HDL-Cについては基本的には生活習慣の改善で対処すべきである．
- これらの値はあくまでも到達努力目標であり，一次予防（低・中リスク）においてはLDL-C低下率20～30％も目標値としてなり得る．
- ***10時間以上の絶食を「空腹時」とする．ただし水やお茶などカロリーのない水分の摂取は可とする．それ以外の条件を「随時」とする．
- ****頭蓋内外動脈の50％以上の狭窄，または弓部大動脈粥腫（最大肥厚4mm以上）
- 高齢者についてはガイドライン第7章を参照．

（日本動脈硬化学会, 編. 動脈硬化性疾患予防ガイドライン2022年版. 東京: 日本動脈硬化学会; 2022[6]. p.71, 表3-2)

脂質異常症診断基準

| LDL コレステロール | 140mg/dL 以上 | 高 LDL コレステロール血症 |
|---|---|---|
| | 120 ～ 139mg/dL | 境界域高 LDL コレステロール血症** |
| HDL コレステロール | 40mg/dL 未満 | 低 HDL コレステロール血症 |
| トリグリセライド | 150mg/dL 以上<br>（空腹時採血*） | 高トリグリセライド血症 |
| | 175mg/dL 以上<br>（随時採血*） | |
| Non-HDL コレステロール | 170mg/dL 以上 | 高 non-HDL コレステロール血症 |
| | 150 ～ 169mg/dL | 境界域高 non-HDL コレステロール血症** |

\* 基本的に 10 時間以上の絶食を「空腹時」とする．ただし水やお茶などカロリーのない水分の摂取は可とする．空腹時であることが確認できない場合を「随時」とする．

\*\* スクリーニングで境界域高 LDL-C 血症，境界域高 non-HDL-C 血症を示した場合は，高リスク病態がないか検討し治療の必要性を考慮する．

・LDL-C は Friedewald 式（TC−HDL-C−TG/5）で計算する（ただし空腹時採血の場合のみ）．または直接法で求める．

・TG が 400mg/dL 以上や随時採血の場合は non-HDL-C（＝ TC−HDL-C）か LDL-C 直接法を使用する．ただし，スクリーニングで non-HDL-C を用いる時は，高 TG 血症を伴わない場合は LDL-C との差が＋ 30mg/dL より小さくなる可能性を念頭においてリスクを評価する．

・TG の基準値は空腹時採血と随時採血により異なる．

・HDL-C は単独では薬物介入の対象とはならない．

（日本動脈硬化学会，編．動脈硬化性疾患予防ガイドライン 2022 年版．東京: 日本動脈硬化学会; 2022[6].  p.22. 表 2-1)

### 表23 生活習慣の修正項目

1. 食　事
   過食を抑える（適正体重を維持）
   制限: 肉の脂身, 動物脂（牛脂, ラード, バター）, 乳製品
   　　　食塩（6g/日未満）
   推奨: 魚, 大豆
   　　　野菜, 海藻, きのこ（果物は適量で）
   　　　未精製穀類や麦

2. 飲　酒
   アルコール量 25g/日以下に抑える

3. 食習慣・食行動
   1日3食規則的にとる, 就寝前2時間は摂取しない
   まとめ食い, ながら食いを避け, よく噛んで食べる
   腹八分目とする

4. 運動（食直後をさけ, 食前または食後2時間以降に行う）
   有酸素運動を中心に〔中等度（通常速度のウォーキング）以上の強度を目標にする〕
   毎日30分以上（少なくとも週3日）

（日本動脈硬化学会, 編. 動脈硬化性疾患予防のための脂質異常診療ガイド 2018 年版. 東京: 日本動脈硬化学会; 2018[8]）をもとに作成）

### 表24 脂質異常症を改善する食事

| | 制限 | 推奨 |
|---|---|---|
| 高 LDL-C 血症 | 飽和脂肪酸を多く含む肉の脂身, 内臓, 皮, 乳製品 トランス脂肪酸を含む菓子類, 加工食品[*1] | 食物繊維と植物ステロールを含む未精製穀類, 大豆製品, 海藻, きのこ, 野菜類 |
| 高 TG 血症 | 炭水化物エネルギー比率（糖質を多く含む菓子類, 糖含有飲料, 穀類, 糖質含有量の多い果物） アルコール | n-3 系多価不飽和脂肪酸を多く含む魚類 |
| 低 HDL-C 血症 | 炭水化物エネルギー比率 トランス脂肪酸 n-6 系多価不飽和脂肪酸（植物油の過剰摂取） | |

*1　トランス脂肪酸を多く含むもの: マーガリン, ファットスプレッド, ショートニングやこれらを原材料に作った製品（揚げ物類やスナック菓子, パイ菓子, クッキーなど）.
（日本動脈硬化学会, 編. 動脈硬化性疾患予防のための脂質異常症診療ガイド 2018 年版. 東京: 日本動脈硬化学会; 2018[8]）をもとに作成）

表25 続発性脂質異常をきたすもの

| | 高脂血症 | 低脂血症 |
|---|---|---|
| LDL-C | （高コレステロール血症）甲状腺機能低下症，ネフローゼ症候群，原発性胆汁性胆管炎，閉塞性黄疸，糖尿病，薬剤（利尿薬・β遮断薬・コルチコステロイドなど）など | 甲状腺機能亢進症，重症肝疾患，副腎不全，吸収不良，栄養不良，悪性腫瘍，骨髄増殖性疾患，慢性感染症，慢性炎症性疾患，薬剤など |
| TG | 飲酒，肥満，糖尿病，ネフローゼ症候群，慢性腎臓病，薬剤（利尿薬・非選択性β遮断薬・コルチコステロイドなど）など | |
| HDL-C | | 喫煙，肥満，糖尿病，自己免疫疾患，重症肝疾患，慢性腎臓病，栄養不良，運動不足，薬剤（β遮断薬，プロブコールなど）など |

（日本動脈硬化学会，編．動脈硬化性疾患予防のための脂質異常症診療ガイド2018年版．東京：日本動脈硬化学会；2018[8]）をもとに作成）

### ✓ 肝機能

- ASTは肝以外にも，心臓，腎臓，赤血球，骨格筋にも分布している（激しい運動で上昇することがある）．

  ALTは肝細胞障害を反映する．

    AST優位：肝硬変，肝がん，アルコール性肝障害

    ALT優位：慢性肝炎，肥満による脂肪肝

- 健常者ではAST ＞ ALT

- AST，ALT正常範囲，軽度異常のなかに慢性肝炎や肝硬変が含まれていることを忘れない．

- その他項目（γ-GTP）

  胆汁うっ滞，アルコール飲酒，アルコール性肝障害，薬剤（抗てんかん薬など）で上昇．

  アルコール性肝障害ではアルコール摂取量と相関．

  慢性肝炎，肝硬変では活動性に応じて上昇．

### 表26　日本人間ドック学会判定区分（単位すべて U/L）

|  | A | B | C | D |
|---|---|---|---|---|
| AST | 30 以下 | 31 〜 35 | 36 〜 50 | 51 以上 |
| ALT | 30 以下 | 31 〜 40 | 41 〜 50 | 51 以上 |
| γ-GTP | 50 以下 | 51 〜 80 | 81 〜 100 | 101 以上 |

※総ビリルビンについては中等度までは，上昇に比例して死亡率の減少，動脈硬化予防となるので判定区分を設定していない．

※2020 年度から ALP は JSCC 法から IFCC 法に変更され，血液型の影響は少なくなったが，閉経の影響については記載がないため 2022 年 4 月現時点では ALP の判定区分を従来通り作成していない．

### 表27　肝機能検査法の選択基準（2006 年）

|  | *肝疾患の発見のための | | 測定意義 | | | 経過観察 | |
|---|---|---|---|---|---|---|---|
|  | 集検 | ドック | 肝細胞障害の診断 | 胆汁うっ滞の診断 | 重症度の判定 | 急性 | 慢性 |
| AST | ◎ | ◎ | ◎ | ◎ |  | ◎ | ◎ |
| ALT | ◎ | ◎ | ◎ | ◎ |  | ◎ | ◎ |
| ALP | ○ | ◎ | ○ | ◎ |  | ○ |  |
| γ-GTP（γ-GT） | ◎ | ◎ | ◎ | ◎ |  | ○ | ◎ |
| 総ビリルビン |  | ◎ | ◎ | ◎ | ◎ | ◎ | ○ |
| 直接ビリルビン |  | ○ | ○ | ◎ | ◎ | ◎ | ○ |
| 総蛋白 |  | ○ | ○ |  | ○ |  | ○ |
| アルブミン | ◎ | ○ | ○ |  | ○ |  | ○ |
| ChE |  | ○ |  |  | ◎ | ◎ | ○ |
| ZTT | ○ | ○ |  |  |  |  |  |
| 総コレステロール | ◎ | ○ |  | ◎ | ◎ | ◎ | ○ |
| プロトロンビン時間 |  | ○ | ○ | ○ | ◎ | ◎ | ◎ |
| ICG 試験 |  |  |  |  | ◎ |  | ○ |
| 血小板数 |  | ○ |  |  | ◎ | ○ | ◎ |

◎必須，○できるだけ行う

＊HBs 抗原，HCV 抗体の測定を同時に行うことが望ましい

（日本消化器病学会雑誌. 2006; 103: 1414[9]）

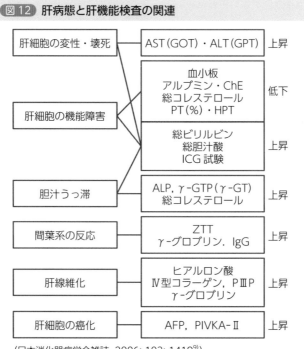

**図12 肝病態と肝機能検査の関連**

| 肝細胞の変性・壊死 | AST（GOT）・ALT（GPT） | 上昇 |
|---|---|---|
| 肝細胞の機能障害 | 血小板<br>アルブミン・ChE<br>総コレステロール<br>PT（%）・HPT | 低下 |
| | 総ビリルビン<br>総胆汁酸<br>ICG 試験 | 上昇 |
| 胆汁うっ滞 | ALP, γ-GTP（γ-GT）<br>総コレステロール | 上昇 |
| 間葉系の反応 | ZTT<br>γ-グロブリン. IgG | 上昇 |
| 肝線維化 | ヒアルロン酸<br>Ⅳ型コラーゲン, PⅢP<br>γ-グロブリン | 上昇 |
| 肝細胞の癌化 | AFP, PIVKA-Ⅱ | 上昇 |

（日本消化器病学会雑誌. 2006; 103: 1419[9)]）

## ■NAFLD/NASH について[10, 11)]

　非アルコール性脂肪性肝疾患（nonalcoholic fatty liver disease：NAFLD）は，主にメタボリックシンドロームに関連する諸因子とともに，組織診断あるいは画像診断で脂肪肝を認め，アルコール性肝障害など他の肝疾患を除外した病態をいう．飲酒上限量は，エタノール換算で男性 30g/ 日，女性 20g/ 日とされている．
（男性：ビール 750mL，日本酒 1 合半，ワイングラス 2 杯半，ウイスキーダブル 1 杯半より少ない量．1 滴もお酒を飲まない場合ではない）

　FAFLD のうち，病態の進行がほとんどみられない非アルコール性脂肪肝（nonalcoholic fatty liver：NAFL）と進行性の非アルコール性脂肪肝炎（nonalcoholic steatohepatitis：NASH）がある．NASH は NAFLD の 10

〜 20 ％存在し，肝硬変へ進展したり肝がんを発症することもある.

　メタボリックシンドロームの増加と関連し，NAFDL/NASH の増加が懸念されている．NAFLD の有病率は日本で 9 〜 30 ％と報告されている.

■ NAFLD/NASH の治療の原則

　食事療法，運動療法などで生活習慣を改善することで，背景にある肥満，糖尿病，脂質異常症，高血圧を是正する．NASH で肥満を認めた場合は体重の 7 ％が減量目標.

**図13 脂肪肝の分類**

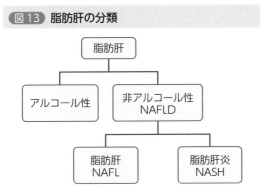

**図14** NAFLD/NASH の治療フローチャート

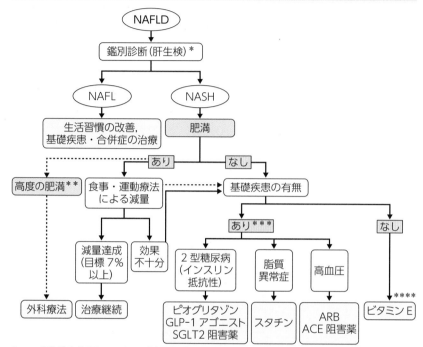

\* ：肝生検を施行していないが線維化が疑われる NAFLD は NASH の可能性を検討し治療する
\*\* ：保険適用は，① 6 カ月以上の内科的治療が行われているにもかかわらず BMI 35kg/m$^2$ 以上
　　であること，② 糖尿病，高血圧，脂質異常症，睡眠時無呼吸症候群のうち 1 つ以上を有して
　　いることと定められている
\*\*\* ：基礎疾患それぞれに適応の薬剤にビタミン E を適宜追加する
\*\*\*\* ：本邦では NAFLD/NASH 治療として保険適用になっていない
注 ：各段階において各々の基礎疾患に準じた治療を適宜追加する

（「日本消化器病学会，日本肝臓学会編：NAFLD/NASH 診療ガイドライン 2020，改訂第 2 版，
p.xviii，2020，南江堂」[10] より許諾を得て転載）

## ✓ 血糖，HbA1c

- 健診，ドックで早期に発見することが重要.
- 2型糖尿病は，インスリン分泌低下やインスリン抵抗性に関わる複数の遺伝因子に，過食（とくに高脂肪食），運動不足，肥満，ストレスなどの環境因子，加齢が複合し発症. 高頻度に家族歴を認める.
- 1型糖尿病は，膵β細胞の破壊によるインスリン作用不足が主な成因.
- 血糖は血漿血糖で測定する.

　　※血清血糖と血漿血糖

　　血清血糖は血球の解糖系によって糖が消費され実際よりも低値となる.

　　血漿血糖容器は解糖系を阻止するNaFが添加されている.

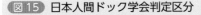

**図15** 日本人間ドック学会判定区分

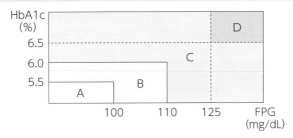

判定
　A: FPG 99以下 and HbA1c 5.5以下
　B: FGP 100〜109 and HbA1c 5.9以下
　　 FGP 99以下 and HbA1c 5.6〜5.9 のいずれか
　C: FGP　110〜125
　　 HbA1c 6.0〜6.4
　　 FGP 126以上 and HbA1c 6.4以下
　　 FGP 125以下 and HbA1c 6.5以上 のいずれか
　D: FPG 126以上 and HbA1c 6.5以上

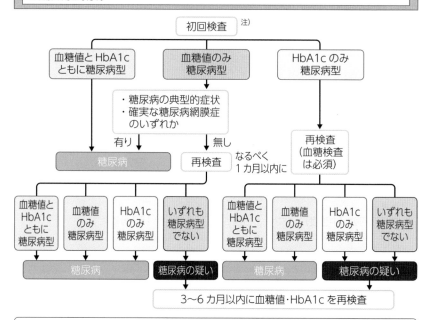

**図16 糖尿病の臨床診断のフローチャート**

注）糖尿病が疑われる場合は，血糖値と同時に HbA1c を測定する．同日に血糖値と HbA1c が糖尿病型を示した場合には，初回検査だけで糖尿病と診断する．

（日本糖尿病学会，編著. 糖尿病治療ガイド 2020-2021. 東京: 文光堂; 2020. p.26¹²⁾）

#### 表28 生活習慣の修正項目

合併症の発展・進展予防には，血糖コンロトールのみならず，体重，血圧，血中脂質の改善や，禁煙，節酒，適度の運動など生活習慣の是正が必要.

1. 食事
   エネルギー摂取量＝目標体重*¹ ×エネルギー係数
   ・目標体重1kgあたりのエネルギー係数のめやす
   　　軽労作（大部分が座位の静的活動）　　　　　　　　……25 ～ 30kcal
   　　普通の労作（座位中心だが通勤・家事，軽い運動を含む）……30 ～ 35kcal
   　　重労作（力仕事，活発な運動習慣がある）　　　　　……35kcal ～
   ・3食規則正しく食べ，間食をさける
   ・腹八分目，ゆっくりよくかんで食べる
   ・食品の種類はできるだけ多く，バランスよく
   ・脂質と塩分は控えめに
   ・食物繊維を積極的にとる（20g/日以上）*²

2. 減量（肥満の解消）
   適正体重の維持（肥満者はまず3％体重減少を）

3. 運動*³（食後1時間頃が望ましい）
   （空腹時血糖250mg/dL以上，増殖・増殖前網膜症，腎不全，虚血性心疾患などがある場合は控える）
   有酸素運動（中強度）: 少なくとも週3回，20分，計150分以上
   レジスタンス運動: 週2～3回

4. 飲酒
   アルコール量: 20 ～ 25g/日まで

5. 禁煙

*1 目標体重の目安
   65歳未満: [身長 (m)]² × 22
   65歳以上: [身長 (m)]² × 22 ～ 25
   ただし，75歳以上の後期高齢者では，現体重，状態の評価を踏まえ，適宜判断する.

*2 食物繊維には，食後の血糖上昇を抑制する作用がある.

*3 運動はブドウ糖，脂肪酸利用を促進し，血糖値が低下する. またインスリン抵抗性を改善する効果がある.
   中強度の運動の目安: 運動時の心拍数が50歳未満で1分間に100～120拍，50歳以上で100拍未満となる程度の運動（歩行，軽い筋力トレーニング，バレーボール）
   レジスタンス運動: おもりや抵抗負荷に対して動作を行う運動（腹筋，ダンベル，腕立て伏せ，スクワットなど）. 強い強度では無酸素運動になるが，筋肉量を増やし筋力を増強する効果が期待できる. 水中歩行は有酸素運動とレジスタンス運動がミックスされた有効な運動である.

（日本糖尿病学会, 編著. 糖尿病治療ガイド2020-2021. 東京: 文光堂; 2020[12] をもとに作成）

## ✓ 血球算定検査（血算）

- 白血球

  10,000 /μL 以上の場合を白血球増加症という.

  軽度の上昇は喫煙者で認めることが多い.

- 赤血球

  赤血球増加症には，真性赤血球増加症，二次性赤血球増加症，相対的赤血球増加症がある.

  相対的赤血球増加症には，脱水など循環血漿量の減少によるものと，原因不明のストレス赤血球増加症（ほぼ全例喫煙者）がある.

  喫煙者で白血球や赤血球増加を認めた場合は，再検査時には禁煙しておくようすすめる.

- 血小板は，採血管の抗凝固薬 EDTA で血小板が凝集し，見かけ上低値を示すことがある（偽性血小板減少症）.

  この場合は EDTA 以外の採血管（ヘパリン・クエン酸ナトリウム）を使うなどの対応が必要.

**表29** 日本人間ドック学会判定区分

| | | A | B | C | D |
|---|---|---|---|---|---|
| 白血球数　$10^3$/μL | | 3.1～8.4 | 8.5～8.9 | 9.0～9.9 | 3.0以下，10.0以上 |
| 血色素量　g/dL | 男性 | 13.1～16.3 | 16.4～18.0 | 12.1～13.0 | 12.0以下，18.1以上 |
| | 女性 | 12.1～14.5 | 14.6～16.0 | 11.1～12.0 | 11.0以下，16.1以上 |
| 血小板数　$10^4$/μL | | 14.5～32.9 | 12.3～14.4 33.0～39.9 | 10.0～12.2 | 9.9以下 40.0以上 |

**表 30** 白血球増減をきたす代表的な原因

| | 好中球 | 好酸球 | リンパ球 |
|---|---|---|---|
| 増加 | 細菌性感染<br>組織損傷（心筋梗塞・熱傷）<br>薬剤（副腎皮質ホルモンなど）<br>血液疾患<br>喫煙 | アレルギー性疾患<br>寄生虫<br>血液疾患（悪性リンパ腫，CML，好酸球増加症候群） | 感染（ウイルス性，伝染性単核球症，百日咳）<br>血液疾患（リンパ性白血病） |
| 減少 | 重症細菌感染，ウイルス感染<br>血液疾患（再生不良性貧血，骨髄異形成症候群）<br>自己免疫性疾患（SLE）<br>脾機能亢進 | 薬剤（副腎皮質ホルモンなど）<br>ストレス | 血液疾患（ホジキンリンパ腫）<br>AIDS<br>自己免疫性疾患（SLE） |

**表 31** 赤血球増加症の鑑別

| 循環赤血球量増加 | (+)<br>絶対的赤血球増加症 | Epo | 正常 or 低値 | 真性赤血球増加症（汎血球増加） | |
|---|---|---|---|---|---|
| | | | 高値（二次性） | $SpO_2$ | 低下 | 低酸素状態* |
| | | | | | 正常 | エリスロポエチン産生異常（腫瘍など） |
| | (−)<br>相対的赤血球増加症 | 脱水症 | | | |
| | | ストレス赤血球増加症 | | | |

＊睡眠時無呼吸症候群は覚醒時には $SpO_2$ 低下を示さない

**表 32** 貧血の代表的な原因

| 小球性貧血<br>MCV < 80 | 鉄欠乏，慢性炎症性，サラセミア，鉄芽球性 | |
|---|---|---|
| 正常性貧血<br>80 ≦ MCV ≦ 100 | 腎性，再生不良性，赤芽球癆，脾機能亢進，二次性（甲状腺疾患*など） | 溶血性，出血性，骨髄異形成症候群 |
| 大球性貧血<br>100 < MCV | ビタミン $B_{12}$ 欠乏（悪性貧血，胃切除後），葉酸欠乏，アルコール | |

＊甲状腺機能障害では，あらゆるパターンの貧血を生じる

| 表33 | 血小板増減をきたす代表的な原因 |
|---|---|
| 増加 | 本態性血小板血症，慢性炎症，感染症，脾摘後 |
| 減少 | 特発性血小板減少性紫斑病（ITP），SLE，DIC，血栓性血小板減少性紫斑病（TTP），骨髄異形成症候群，再生不良性貧血，脾機能亢進，肝硬変 |

## ✓ CRP

- CRP は主に肝臓で産生される急性期蛋白の一種であり，体内に炎症または組織壊死がある病態で増加する．
  炎症が強くても，ウイルス，真菌や寄生虫感染，SLE などの一部膠原病や白血病では CRP 増加は目立たない．
- 炎症刺激後 6 時間から増加しはじめ，12 時間くらいで明らかな増加となる[13]．

| 表34 | 日本人間ドック学会判定区分 | | |
|---|---|---|---|
| | A | B | D |
| CRP mg/dL | 0.30 以下 | 0.31 ～ 0.99 | 1.00 以上 |

### ❖ 文献

1）日本透析医学会誌. わが国の慢性透析療法の現況（2020 年 12 月 31 日現在）. https://docs.jsdt.or.jp/overview/file/2020/pdf/01.pdf
2）日本腎臓学会, 編. エビデンスに基づく CKD 診療ガイドライン 2018. 東京: 東京医学社; 2018.
3）日本腎臓学会, 編. CKD 診療ガイド 2012. 東京: 東京医学社; 2012.
4）日本腎臓学会, 編. 慢性腎臓病 生活・食事指導マニュアル～栄養指導実践編～ 2015. https://cdn.jsn.or.jp/guideline/pdf/H25_Life_Diet-guidance_manual.pdf.
5）日本痛風・尿酸核酸学会, 編. 高尿酸血症・痛風の治療ガイドライン. 第 3 版. 東京: 診断と治療社; 2019.
6）日本動脈硬化学会, 編. 動脈硬化性疾患予防ガイドライン 2022 年版. 東京: 日本動脈硬化学会; 2022. https://www.j-athero.org/jp/wp-content/uploads/publications/pdf/GL2022_s/jas_gl2022_220808.pdf
7）日本動脈硬化学会, 編. 低脂血症の診断と治療 動脈硬化性疾患予防のための脂質異常症治療ガイド 2013 年版改訂版（2017 年 3 月 30 日発行）（第 14 章抜粋）.

http://www.j-athero.org/publications/pdf/shishitsvijou_2013_3_14.pdf

8）日本動脈硬化学会, 編. 動脈硬化性疾患予防のための脂質異常症診療ガイド 2018 年版. 東京: 日本動脈硬化学会; 2018.

9）日本消化器病学会 肝機能研究班. 肝機能検査法の選択基準（7 版）日本消化器病学会雑誌. 2006; 103: 1413-9.

10）日本消化器病学会・日本肝臓学会. 編. NAFLD/NASH 診療ガイドライン 2020. 改訂第 2 版. 東京: 南江堂; 2020. http://www.jsge.or.jp/guideline/guideline/pdf/nafldnash2020.pdf

11）日本消化器病学会, 編. 患者さんとご家族のための NAFLD/NASH ガイド. http://www.jsge.or.jp/guideline/disease/pdf/04_nafldr.pdf

12）日本糖尿病学会, 編著. 糖尿病治療ガイド 2018-2019. 東京: 文光堂; 2018.

13）河合　忠, 屋形　稔, 伊藤喜久, 編. 異常値の出るメカニズム. 第 5 版. 東京: 医学書院; 2008.

## 5 尿検査

- 尿試験紙法での表記は,

  蛋白 1 ＋：30mg/dL

  糖　　1 ＋：100mg/dL

  潜血 1 ＋：ヘモグロビン濃度 0.06mg/dL

  　　　　　（赤血球数 20 個 / μL）

  と統一されている[1] が,あくまでも定性的なものとしてとらえる.

- 濃縮尿（尿比重＞ 1.020）,希釈尿（＜ 1.010）では,尿蛋白を過大,過少評価する可能性がある.

- 尿蛋白 1 ＋以上の場合,末期腎不全に至るリスクのみならず,心血管死や総死亡のリスクも高いことが示されている[2].

- 無症候性顕微鏡的血尿が,生命予後に直接影響するかは明らかでないが,経過中に約 10 ％以上で尿蛋白が出現する.この場合は将来腎不全となる可能性が高い[3].

  尿路悪性腫瘍の可能性を忘れない.

- 尿糖陽性イコール糖尿病ではない.

  尿糖が出現する病態として,血糖値が腎の排泄閾値（170mg/dL 程度）を超えた場合と,血糖値が正常で腎の排泄閾値が低下している場合（腎性尿糖）がある.

  糖尿病のスクリーニングには食後 2 時間尿が適切である[4].

**表35** 日本人間ドック学会判定区分

| | 判 定 | | | |
|---|---|---|---|---|
| | A | B | C | D |
| 尿蛋白 | (−) | (±) | (＋)注 | (2＋) 以上 |
| 尿潜血 | (−) | (±) | (＋)注 | (2＋) 以上 |
| 尿糖 | (−) | (±) 以上 | | |

注: 尿蛋白 (＋) かつ尿潜血 (＋) の場合は尿蛋白を D 判定とする

**表36** 尿試験紙法の特徴と異常時の鑑別疾患などまとめ

| | 特 徴 | 鑑別疾患・その他 |
|---|---|---|
| 蛋白 | アルブミン以外の検出感度が低い (アルブミンでも微量では偽陰性) Bence Jones 蛋白で偽陰性 アルカリ尿で偽陽性 | 一過性〔発熱，過度の運動，起立性蛋白尿 (若年者で多い)〕 持続性〔オーバーフロー (腎前性)，糸球体性，尿細管性，腎後性〕 |
| 潜血 | ビタミンCで偽陰性 ミオグロビン・ヘモグロビン尿で偽陽性 | 血尿の定義 尿沈渣 5 個 /HPF 以上 (鑑別疾患などは，図19 顕微鏡的血尿の診察の進め方を参考に) |
| 糖 | ビタミンCで偽陰性 | 腎性尿糖 (特に治療の必要はない. 「食後 2 時間血糖値 140mg/dL 未満，HbA1c 正常値」で判断する[4]) 〔尿細管のブドウ糖吸収は Na$^+$−グルコース共輸送体 (SGLT) によって行われている. 糖尿病治療薬 (SGLT2 阻害薬) で尿糖陽性となる〕 |

**図 17** 尿蛋白および血尿＋蛋白尿の評価法

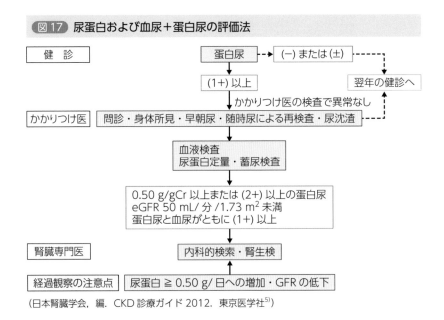

（日本腎臓学会，編．CKD 診療ガイド 2012．東京医学社[5]）

**図 18** 血尿単独の評価法

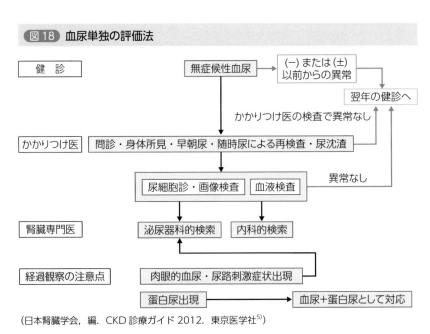

（日本腎臓学会，編．CKD 診療ガイド 2012．東京医学社[5]）

**図19** 顕微鏡的血尿の診察の進め方

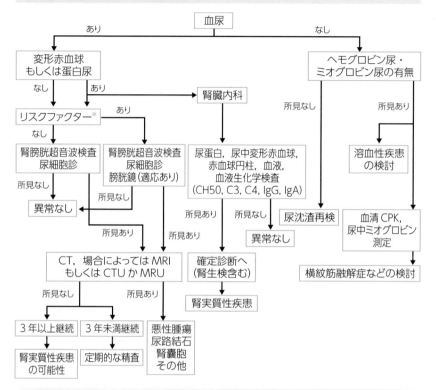

*高リスクを示すリスクファクター　40 歳以上の男性 / 喫煙歴 / 化学薬品曝露 / 肉眼的血尿 /
泌尿器科系疾患 / 排尿刺激症状 / 尿路感染の既往 /
鎮痛剤（フェナセチン）多用 / 骨盤放射線照射既歴 /
シクロホスファミド治療歴

（血尿診断ガイドライン編集委員会. 血尿診断ガイドライン 2013[3]. p.21. 図 2)

❖ **文献**

1）日本臨床検査標準協議会．日本臨床検査標準協議会　尿試験紙法提案指針．日臨検標準誌．2004；19：53-65.

2）日本腎臓学会，編．エビデンスに基づく CKD 診療ガイドライン 2018　東京医学社．
   https://cdn.jsn.or.jp/data/CKD2018.pdf

3）血尿診断ガイドライン編集委員会．　血尿診断ガイドライン 2013.
   https://cdn.jsn.or.jp/guideline/pdf/hugl2013.pdf

4）日本腎臓学会「検尿の勧め」啓発委員会，編．一般臨床医（プライマリケア）のための検尿の考え方・進め方．2003．https://www.jsn.or.jp/academicinfo/sbook/15.php

5）日本腎臓学会，編．CKD 診療ガイド 2012．東京医学社．
   https://cdn.jsn.or.jp/guideline/pdf/CKDguide2012.pdf

# 6　便潜血

- 国立がん研究センターがん情報サービス，最新がん統計まとめ[1] によると，2018 年度大腸がん罹患数は男性第 3 位，女性第 2 位，男女計第 1 位である（約 15 万人）.
- 大腸がん一次検診として便潜血検査がある.
  偽陰性を防ぐ目的で，2 日法で行われる.
- 免疫法
  便潜血検査のメイン.
  糞便中ヘモグロビンと抗ヒトヘモグロビン抗体の抗原抗体反応.
  上部消化管からの出血は胃液などでヘモグロビンが変性するため，原則陰性となる.
- 1 日法による検診を毎年受診することで大腸がん死亡が 60 ％減ると報告されており，対策型・任意型検診どちらにも推奨されている[2].

❖ 文献
1）国立がん研究センターがん情報サービス.最新がん統計,
　　https://ganjoho.jp/reg_stat/statistics/stat/summary.html
2）国立がん研究センターがん情報サービス.大腸がん検診.
　　https://ganjoho.jp/med_pro/pre_scr/screening_colon.html

# 〜 画像検査について 〜

　ドック学会は，人間ドック健診施設機能評価をし，施設認定を行っている．

　認定施設となるために，施設は体制など整えなければならない．

　● 機能評価の内容[1]

　　・結果説明時の画像提示について：心電図，腹部超音波，胸部X線，上部消化管検査（胃X線，内視鏡）についての画像提示，説明を求めている．

**表37** 画像検査読影判定医について

| 人間ドック学会　人間ドック健診施設機能評価 |
| --- |
| 心電図 |
| 循環器専門医・人間ドック健診専門医 ⇒ 適切<br>専門的知識を有する医師　　　　　⇒ 改善の余地あり<br>専門医資格または専門知識を有する医師が判定していない<br>　　　　　　　　　　　⇒ 適切ではない |
| 胸部X線検査，上部消化管X線検査，上部消化管内視鏡検査，腹部超音波検査 |
| 人間ドック健診専門医，放射線科専門医，各学会専門医<br>　　　　　　　　　　　⇒ 適切<br>（胸部X線・上部消化管X線検査は二重読影・比較読影が行われていれば適切） |

（日本人間ドック学会, 編. ―国民に期待される人間ドック健診施設を目指して―受審ハンドブック人間ドック健診施設機能評価 ver4. 0[1] をもとに作成）

## 表 38 画像検査について当日診察医に求められるもの

| 読影 | 心電図，胸部 X 線の一次読影<br>（読影した結果が最終判定になることはないだろう） |
|---|---|
| 画像説明 | 自分が読影する検査（心電図，胸部 X 線）：<br>　最終判定が違う可能性をふまえた説明にする．<br>読影しない検査（腹部超音波，上部消化管検査）：<br>　細かい所見について伝えることは難しい．<br>生活習慣修正の必要がある所見については，修正内容について指導する． |
| 異常所見<br>（伝えるか<br>どうかのポ<br>イント） | 「明らかに誰が見ても異常で，至急伝えなければならない所見」<br>　⇒ 所見を伝える．<br>「それ以外」⇒ 断定的な発言を避け，結果の詳細，最終判定を後日確認し<br>　てもらう．<br>命にかかわるような病名を言われたあと，数週間，結果がでるのを待つス<br>　トレスは大きい．<br>診察医の説明内容と結果が違い，あとでトラブルになるケースがある． |

（各施設で読影体制は違う．想定されるものをあげている．あくまで個人的な意見）

　この個人的な考えに基づいて，各検査項目について述べていく．

◈ 文献

1) 日本人間ドック学会，人間ドック健診施設機能評価委員会，編. —国民に期待される人間ドック健診施設を目指して—受審ハンドブック　人間ドック健診施設機能評価 Ver.4.0 2018.

# 7 心電図, 心拍数

- 日本人間ドック学会心電図健診判定マニュアル[1] を参考に.
- 不整脈, ST-T 異常を認めた場合は自覚症状（動悸, 胸痛, 失神, 息切れなど）の有無を確認する.
  遺伝性不整脈が疑われる場合は, 突然死の家族歴も重要.
- 自動解析精度については, 100 ％正確ではなく, 機種によっても異なる[2].
- 心臓突然死の予知と予防法のガイドライン[3] で, 心電図は心臓突然死予知のための検査法のひとつとしてあげられている.
- 心臓突然死の基礎疾患を押さえておこう 表40 .
- 心臓突然死予知指標として, QRS 幅, J 波, ST-T 部分, QT 時間に注目しよう 表41 , 図21 .

---

**図20** 心電図の基本波形

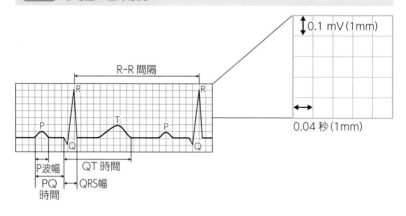

## 表39 心電図の正常値

| P 波 | 幅 | 0.06 ～ 0.10 秒（1.5 ～ 2.5mm） |
|---|---|---|
| | 高さ | 0.25mV 以下（2.5mm） |
| PQ 時間 | 幅 | 0.12 ～ 0.20 秒（3 ～ 5mm） |
| QRS 波 | 幅 | 0.06 ～ 0.10 秒（1.5 ～ 2.5mm） |
| | 高さ | 誘導部位により異なる |
| T 波 | 幅 | 0.10 ～ 0.25 秒 |
| | 高さ | 0.5mV 以下（四肢誘導），1.0mV 以下（胸部誘導） |
| QT 時間 | 幅 | 補正 QT 時間〔QT 時間（秒）/ $\sqrt{}$ RR 時間（秒）〕<br>0.36 ～ 0.44 秒 |

記録条件（標準）：1 秒＝ 25mm（横 0.04 秒＝ 1mm）
　　　　　　　　　　1mV ＝ 10mm（縦 0.1mV ＝ 1mm）
調律：R-R 間隔　整
　　　洞調律（P 波 Ⅰ Ⅱ aVF で上向き，aVR 下向き）
心拍数：60 ～ 100/分
電気軸：0 ～ 90 度

### 表40 心臓突然死の基礎疾患

| 疾患グループ | おもな基礎心疾患 |
|---|---|
| 虚血性心疾患 | 急性心筋梗塞<br>陳旧性心筋梗塞<br>不安定狭心症<br>冠れん縮性狭心症 |
| 特発性心筋症 | 拡張型心筋症<br>肥大型心筋症<br>不整脈原性右室心筋症 |
| 二次性心筋症 | 心サルコイドーシス<br>心アミロイドーシス<br>心 Fabry 病<br>アルコール性心筋症<br>高血圧性心疾患 |
| 心筋炎 | 急性心筋炎（劇症型心筋炎） |
| 心臓弁膜症 | 大動脈弁狭窄症・閉鎖不全症<br>僧帽弁閉鎖不全症（乳頭筋断裂等） |
| 遺伝性不整脈 | QT 延長症候群<br>QT 短縮症候群<br>Brugada 症候群<br>早期再分極症候群（J 波症候群）<br>カテコラミン誘発性多形性心室頻拍 |
| その他 | 先天性心奇形<br>心臓腫瘍<br>心臓震盪 |

（村田広茂, 他. 診断と治療. 2018; 106: 41-74[4]）

**表41** 心臓突然死の予知指標（心電図）

| 項目 | 考えられる異常 | その他ポイント |
|---|---|---|
| QRS 幅 | 脱分極異常 | QRS 幅拡大は心室内伝導障害を反映．心室性不整脈発症リスクとなる．右脚ブロックは意義は少ないが，左脚ブロックは心疾患との関わりが深い． |
| J 波<br>(QRS 終末部) | 脱分極異常・再分極異常 | 下壁または側壁誘導で記録されるものが重要（早期再分極症候群とよばれる．健常若年者の早期再分極とは区別）． |
| ST－T<br>部分 | 心筋障害・再分極異常 | Brugada 型心電図（V1 ～ V3 の J 波と ST 上昇）<br>心臓突然死との関りが深いのは Coved 型（図を参照） |
| QT 時間 | 再分極異常 | QTc　440 ～ 460ms 境界域<br>480ms 以上　先天性 QT 延長症候群を疑う<br>500ms 以上　torsade de pointes のリスクが高くなる |

（村田広茂, 他. 診断と治療. 2018; 106: 41-7[4]) をもとに作成）

**図21** J 波を含む心電図

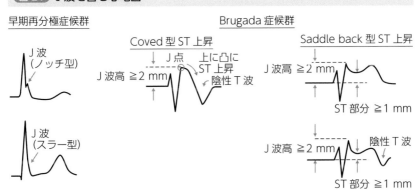

（村田広茂, 他. 診断と治療. 2018; 106: 41-7[4])）

❖ **文献**

1）日本人間ドック学会心電図健診判定マニュアル（2014 年）.
　https://www.ningen-dock.jp/wp/wp-content/uploads/2013/09/Electrocardiogram.pdf

2）渡辺佳彦, 岡本　登. 最新版 12 誘導心電図解析プログラムの精度－本邦における代表的 2 社の解析精度比較. 心電図. 2006; 26: 697-709.

3）日本循環器学会他合同研究班. 心臓突然死の予知と予防法のガイドライン（2010 年改訂版）. https://plaza.umin.ac.jp/~jscvs/wordpress/wp-content/uploads/2020/06/JCS2010aizawa.h.pdf

4）村田広茂, 清水　渉. 先制医療・予防医療の実際　心臓突然死. 診断と治療. 2018; 106: 41-7.

# 8 胸部 X 線

- 気胸など一部を除き，胸部 X 線だけで診断するのは難しい．
- 肺と他臓器が重なった画像である．

  心臓，大血管，横隔膜に重なる率は，肺容積の 26.4 %，肺面積の 43.0 %といわれている[1]．

- 気になる陰影，目立つ陰影は要精査とするしかない．ただし，要精検率は 3.0 %以内を目安に．

  〔厚生労働省「今後の我が国におけるがん検診事業評価の在り方について」報告書（がん検診事業の評価に関する委員会，平成 20 年 3 月）では，対策型肺がん検診の精度管理指標として要精検率（許容値）は 3.0 %以下とされている〕

図 22 **胸部 X 線写真内にみられる辺縁の一部**

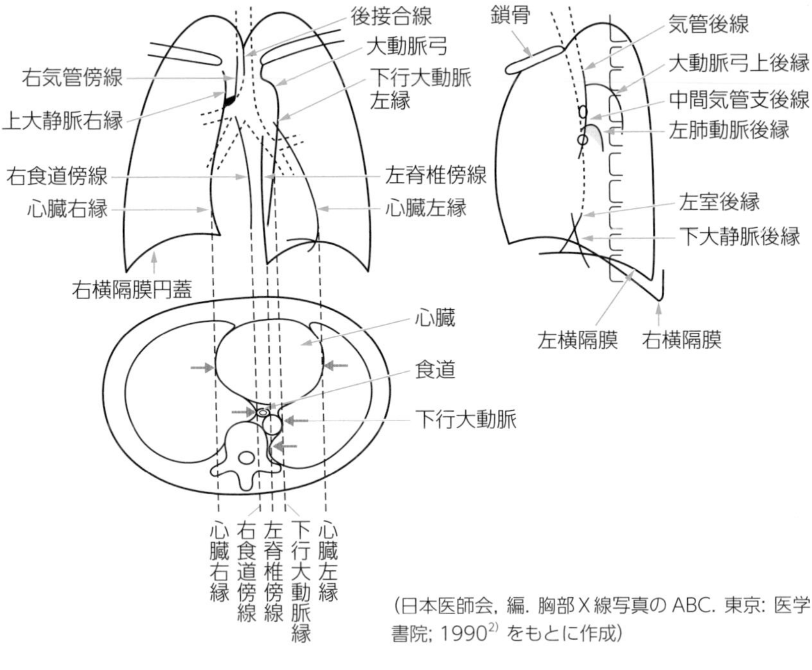

右気管傍線
上大静脈右縁
右食道傍線
心臓右縁
右横隔膜円蓋

後接合線
大動脈弓
下行大動脈左縁
左脊椎傍線
心臓左縁

鎖骨
気管後線
大動脈弓上後縁
中間気管支後線
左肺動脈後縁
左室後縁
下大静脈後縁
左横隔膜　右横隔膜

心臓
食道
下行大動脈

心臓右縁
右食道傍線
左脊椎傍線
下行大動脈縁
心臓左縁

（日本医師会，編．胸部 X 線写真の ABC．東京：医学書院；1990[2]）をもとに作成）

### 図23 胸部X線写真の読影方法

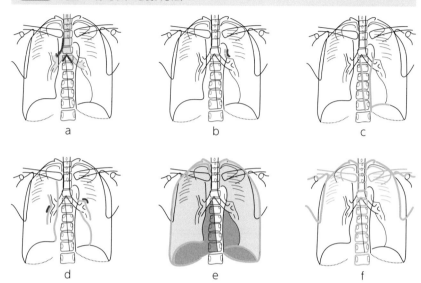

まずは正常の画像（辺縁も）をインプット（正常に見慣れておけば異常に気付きやすい）

a: 気管，気管分岐部，左右主気管支，上葉支口，中間気管支幹を確認

b: 大動脈肺動脈窓（A-P window）の確認

　＊気管の圧排, 偏位の有無.

　＊気管分岐部（分岐角60°，右主気管支が短く垂直に近い），右気管傍線（正常 1～2mm），奇静脈弓（正常7mm以下），A-P window ⇒異常ではリンパ節腫大を疑う.

c: 下行大動脈左縁，左横隔膜面内側，食道奇静脈陥凹（右食道傍線）の確認

d: 心陰影の大きさ・形状の確認. 肺門の大きさ・濃度の確認

　＊肺門は左の方が高い（1～2cm）.

　＊肺門の血管の太さ約15mm（後部肋骨の幅と同程度）.

e: 両側肺野を左右比較しながら確認（心陰影や横隔膜に重なった肺野も）

　＊肺野は左右の比較が大切（肺尖部も）. 心陰影，横隔膜に重なる肺野も忘れずに.

f: 骨（椎体，鎖骨，肩甲骨，肋骨），軟部組織の確認

（日本肺癌学会, 他編. 肺がん検診のための胸部X線読影テキスト. 東京: 金原出版; 2012[1]）をもとに作成）

**表42**　**陰影の表現**

| 所見名 | 陰影の性状 |
|---|---|
| 浸潤影 | 肺内の，肺構造破壊を伴わない，境界不鮮明な水濃度の陰影<br>一定の広がりをもち，内部の肺野血管影を透見できないような陰影<br>容積減少を伴わない（容積減少を伴う無気肺には使わない） |
| すりガラス影 | 内部の肺野血管影を透見できるような淡い陰影 |
| 斑状影 | 大きさ2cm以下程度の辺縁不整な陰影 |
| 粒状影 | 5mm以下の円形陰影<br>粟粒影は，個々の陰影の大きさがほぼ均一で，両肺にびまん性に分布する場合に用いられることが多い |
| 結節影 | 5〜30mmの丸い陰影 |
| 腫瘤影 | 30mmより大きい |
| 塊状影 | 腫瘤影よりも大きく，辺縁がごつごつしたもの |

（髙橋雅士, 監修・編集. 新胸部画像診断の勘ドコロ. 東京: メジカルビュー社; 2014[3]）, 樫山鉄矢. 呼吸器内科必修マニュアル. 東京: 羊土社; 2005[4]）をもとに作成）

❖ **文献**

1） 日本肺癌学会, 集団検診委員会, 胸部X線写真による肺癌検診小委員会, 編. 肺がん検診のための胸部X線読影テキスト. 東京: 金原出版; 2012.
2） 日本医師会, 編. 胸部X線写真のABC. 東京: 医学書院; 1990.
3） 髙橋雅士, 監修・編集. 新胸部画像診断の勘ドコロ. 東京: メジカルビュー社; 2014.
4） 樫山鉄矢. 呼吸器内科必修マニュアル. 東京: 羊土社; 2005.

## 9 上部消化管 X 線（胃 X 線検査）

- 上部消化管 X 線検査について知っておこう 図24 .
- 日本の研究の結果によると，胃がん検診としての胃 X 線検診を受けることで 40 ～ 48 ％の胃がん死亡率の減少が認められている．
  胃 X 線検診の感度 70 ～ 80 ％，特異度 85 ～ 90 ％ [1]
- 胃がん検診としての対象は 50 歳以上が望まれる．
- 対策型の胃がん検診（集団検診）は胃がんの早期発見が目的（胃 X 線検査とよばれている）．
  任意型のドック健診では，がん検診であると同時に胃のみでなく食道から十二指腸下行脚までの上部消化管の健康診断という位置づけになっている（上部消化管 X 線検査とよばれている）．
- 検査による不利益（胃がん検診での報告）
  バリウムの誤嚥：37.3/10 万件
  死亡：0.015 ～ 0.086/10 万件（2015 年転落死亡事故あり）
  被曝量：間接撮影 0.6 mSv，直接撮影 3.7 ～ 4.9 mSv
- 読影医不足は深刻な問題になっている．
- ドック診察医は読影には関わらない（おそらく）．
- 当日の検査可否について問われることがある．
  検査ができない場合について押さえておこう 表43 .

## 図 24　胃 X 線検査こんなかんじ

**1.　発泡剤を飲む**

小瓶の中の白い粉をすべて少量のバリウムで飲む．だんだん胃が膨らんでいき，ゲップが出やすくなる．検査終了までゲップはがまんする．

**2.　バリウムを飲む**

こぼさないように気をつけて全量飲む．

**3.　撮影台に立つ**

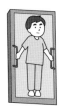
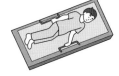

両側の手すり棒をつかみ，左斜め前を向いて立つ．台が倒れる．

**4.　右回りに 3 回，回転する**

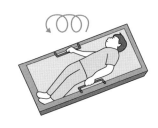

**5.　撮影開始**

いろいろな体の向きで撮影する．手すりをしっかり握る．

| 横向き | 左横向き | 前かがみ　　など |
|---|---|---|

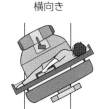
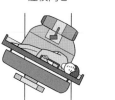
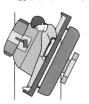

**6.　中ほどに，うつ伏せで頭を下げる姿勢がある**

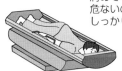

肩あてをするが，危ないので手すりを内側からしっかり握る．

頭が強く下がるが，すぐに終わるのでこらえる．

**7.　台が立って止まったら検査終了**

- 検査後は，下剤服用と多めの水分摂取．
- 多施設で使用されている下剤はセンノシドだが，薬剤の成分が母乳に影響するため，下剤服用後 24 あるいは 48 〜 72 時間は授乳をさける対応をしている施設が多い．

（日本消化器がん検診学会関東甲信越地方会，胃エックス線検診安全基準作成委員会，編．胃 X 線検診安全基準 検診を安全かつ有効に運営するために [2] をもとに作成）

### 表43 検診時の対応表

| | 疾患名 | 状態 | 可否 | 具体的な状態 |
|---|---|---|---|---|
| 消化器 | 上部消化管疾患 | 治療中 | × | 潰瘍，急性胃炎（程度による） |
| | 炎症性腸疾患 | 治療中 | × | 活動期 |
| | 大腸憩室 | 憩室炎なければ | ○ | 腹痛など炎症症状あれば× |
| | 消化管手術の既往 | | × | 定期受診中は原則不可<br>（主治医許可で○）<br>大腸ポリペクは2カ月以上経過で○ |
| | 腹部手術の既往 | 術後1年以内 | × | 術後1年以上たてば○ |
| | 腸閉塞の既往 | | × | 原則不可（主治医許可で○） |
| | 便秘 | 3日間排便なし | × | |
| | 下痢 | | × | 急性期や下血 |
| 循環器 | 虚血性心疾患 | 1年以内に発作 | × | 次年度は主治医許可で○ |
| | 心不全 | 水分制限あり | × | |
| | 心疾患術後 | 術後1年以内 | × | 次年度は主治医許可で○ |
| | ペースメーカー | | | 要注意．X線装置による誤作動の可能性 |
| | 高血圧 | 180/110 mmHg 以上 | × | |
| 呼吸器 | 喘息 | 発作時，頻繁に発作 | × | 息止め困難 |
| | 慢性呼吸器疾患 | 在宅酸素療法 | × | |
| | 手術の既往 | 術後1年以内 | × | 次年度は主治医許可で○<br>片肺は要注意（誤嚥時） |
| 脳血管障害 | 脳血管障害 | 1年以内に発作 | × | 次年度は主治医許可で○ |
| | 頭部手術の既往 | 術後1年以内 | × | 次年度は主治医許可で○ |
| | 脳圧亢進でシャント中 | | × | |
| | 認知症など | 理解困難あり | × | |
| 運動障害 | 麻痺・疼痛 | 体位変換困難 | × | |
| | 手術の既往 | 術後1年以内 | × | 次年度は体位変換可能で○ |
| | 頸椎・靭帯の治療中 | 体位変換困難 | × | |
| | 体型・体形 | 体位変換困難<br>体重130 kg以上 | ×<br>× | 亀背 |
| 腎疾患糖尿症 | 透析中 | | × | |
| | 慢性腎疾患 | 水分制限あり | × | |
| | 糖尿病 | 当日治療薬使用 | × | |
| その他 | 妊娠または可能性 | | × | |
| | アレルギー<br>（バリウム・発泡剤） | | × | アナフィラキシーによる死亡事例あり |
| | 誤嚥 | バリウム誤嚥歴あり | × | 今回誤嚥した場合，次年度は他検査を勧めることがある |
| | メニエール病 | 当日の状態で判断 | × | |
| | 高度難聴 | 指示が聞こえない | | ×となる可能性あり |
| | 体調不良 | | × | |
| | 食事 | 当日摂食 | × | |
| | 飲水 | 2時間前まで | ○ | 200mL 以内 |

＊禁忌：消化管穿孔または疑い，消化管閉塞または疑い，消化管急性出血，バリウム製剤過敏症（アレルギー）の既往
（日本消化器がん検診関東甲信越地方会．胃エックス線検診安全基準作成委員会，編．胃X線検診安全基準検診を安全かつ有効に運営するために[2]をもとに作成）

❖ **文献**

1）国立がん情報センター. がん情報サービス. 胃がん検診. https://ganjoho.jp/med_pro/cancer_control/screening/screening_stomach.html
2）日本消化器がん検診学会関東甲信越地方会, 胃エックス線検診安全基準作成委員会, 編. 胃 X 線検診安全基準　検診を安全かつ有効に運営するために. www.jsgcs-kanto.jp/newsletter/pdf/2013_11_JSGCS/pdf

# ⑩ 上部消化管内視鏡（基本検査項目外）

- 胃がん検診としての死亡率減少効果がある[1].
- 胃がん検診としての対象は 50 歳以上が望ましく，検診間隔は 2 〜 3 年とすることが可能[1].
- 検査による不利益[1].

    偶発症：0.19/10 万件（前処置の咽頭麻酔によるショック，穿孔・出血など）

    死亡例：平成 22・23 年報告ではなし

- 内視鏡検査施行医が検査所見説明と指導をする（はず）が，頻度の高い GERD の生活指導を押さえておこう 表45 .

| 表44 | ドック内視鏡検査で評価すべき疾患・病態 |
|---|---|
| 食道 | 食道裂孔ヘルニア，食道炎，バレット食道，食道がんなど |
| 胃 | 胃炎（びらん性，萎縮性ほか），胃潰瘍，胃ポリープ，胃粘膜下腫瘍，胃腺腫，胃がん，リンパ腫など |
| 十二指腸 | 十二指腸炎，十二指腸潰瘍・腺腫・がん，ファーター乳頭部異常，リンパ腫，粘膜下腫瘍など |

(熊倉泰久, 他. 総合健診. 2018; 45: 87-90[2]) をもとに作成)

### 表45　胃食道逆流症（GERD）の生活指導（薬物治療とともに行う）

| 生活面で避けること | 食事面で避けること | |
|---|---|---|
| ・腹部の締め付け<br>・重いものを持つ<br>・前屈姿勢<br>・右側臥位★◆（♠臥位）（左側は LES 圧を上昇させる）<br>・肥満<br>・喫煙★◆♠ | ・食べ過ぎ<br>・就寝前の食事<br>・高脂肪食◆<br>・炭酸飲料★<br>・アルコール◆♠<br>・甘いものなどの高浸透圧食 | ・チョコレート★◆<br>・コーヒー<br>・柑橘類 |

エビデンスレベルの高いもの
　　★ LES 圧を低下，　◆酸ばく露時間を延長，　♠症状を悪化
RCT で有効性が示されているもの
　　肥満者の減量，喫煙者の禁煙，夜間有症状者の遅い夕食の回避と就寝時の頭位挙上．
（日本消化器病学会，編．胃食道逆流症（GERD）診療ガイドライン 2015. 改訂第 2 版．東京: 南江堂; 2015[3]），Ness-Jensen E, et al. Clin Gastroenterol Hepatol. 2016; 14: 175-82[4]，日本消化器病学会，編．患者さんとご家族のための胃食道逆流症（GERD）ガイド．東京: 日本消化器病学会; 2018[5] をもとに作成）

#### ❖ 文献

1) 国立がん情報センター　がん情報サービス　胃がん検診. https://ganjoho.jp/med_pro/cancer_control/screening/screening_stomach.html
2) 熊倉泰久，増田勝紀. 健診における内視鏡検査の基本事項　2) 上部消化管内視鏡検査実施に関する基本. 総合健診. 2018; 45: 87-90.
3) 日本消化器病学会，編．胃食道逆流症（GERD）診療ガイドライン 2015. 改訂第 2 版. 東京: 南江堂; 2015. 日本消化器学会ホームページ http://www.jsge.or.jp/files/uploards/gerd2_re.pdf
4) Ness-Jensen E, Hveem k, El-Serag H, et al. Lifestyle intervention in gastroesophageal reflux disease. Clin Gastroenterol Hepatol. 2016; 14: 175-82.
5) 日本消化器病学会，編．患者さんとご家族のための胃食道逆流症（GERD）ガイド. 東京: 日本消化器病学会; 2018. http://www.jsge.or.jp/guideline/disease/pdf/01_gerd.pdf

# 11 腹部超音波

- 腹部超音波健診判定マニュアルによると[1]，

  対象臓器: 肝臓，胆道，膵臓，腎臓，脾臓，腹部大動脈

  読影・診断医: 日本消化器がん検診学会総合認定医・認定医（肝胆膵），日本超音波医学会超音波専門医，日本人間ドック学会認定医・人間ドック健診専門医，日本医学放射線学会放射線専門医，日本臨床検査医学会臨床検査専門医

  判定区分: 原則的には異常所見に応じて決められるが，他の検査所見や前回所見との比較などをふまえ判定医が変更してもよい

  と記載されている．

- 診察医の当日の役割

  ドック学会が求めているもの: 画像提示しながらの結果説明

  実際にすること: おそらく，当日は技師の作成レポートをもとに説明することになるだろう．

  明らかな異常以外には，診断がついていないことをふまえた簡単な説明にとどめておくべきである．

  指導につながる所見を押さえておこう 表46 ～ 48．

11 腹部超音波 **81**

## ✓ 胆石症

### 表46 胆石症の押さえどころ

| | | |
|---|---|---|
| 基礎知識 | | 胆石保有率は増加傾向と推測される.<br>結石の種類: コレステロール石（最も多い）と色素石（ビリルビンカルシウム石, 黒色石） |
| リスクファクター | | 5F: Forty 年齢, Female 女性, Fatty 肥満, Fair 白人, Fertile 妊娠・出産<br>その他　脂質異常症（特に高トリグリセリド血症）, 食生活習慣（※）, 過激なダイエット, 胆嚢収縮能低下, 腸管機能低下 |
| 治療対象 | 胆嚢結石 | 多くが無症候　（胆嚢癌の高危険群\*でなければ経過観察）, 有症状は治療対象.<br>無症状でも一部重篤な症状（急性胆嚢炎, 急性胆管炎, 高度黄疸, 急性膵炎）を発症する. |
| | 総胆管結石 | 無症状でも胆管炎などを発症するリスクがある（すべて治療対象） |
| | 肝内結石 | 無症状でも治療が勧められる（無症状で肝内胆管癌の合併や肝萎縮, 胆内胆管の狭窄・拡張がなければ経過観察が可能） |

### ※食生活習慣

| | |
|---|---|
| リスク増加 | カロリー, 動物性脂肪の過剰摂取<br>身体活動の低い生活, 長時間の絶食 |
| リスク低下 | 野菜, ナッツ, 魚油, 植物性蛋白, カフェイン（コーヒー）, 適度な飲酒, 適度な運動 |

⇒ 1日3食規則正しく　魚（内臓はダメ）・大豆製品・野菜を積極的に摂取
　暴飲暴食, カロリーのとりすぎに注意（脂質・糖質を抑える, 肥満の予防）
　適度な運動, 便秘予防も大事
\*胆嚢癌の高危険群: 3cm 以上の大結石, 10mm 以上のポリープの合併, 陶器様胆嚢, 胆嚢壁の肥厚, 充満結石など

(日本消化器病学会, 編. 胆石症診療ガイドライン 2021. 改訂第3版. 東京: 南江堂; 2021[2]), 日本消化器病学会, 編. 患者さんとご家族のための胆石症ガイド. 東京: 日本消化器病学会; 2019[3]) をもとに作成)

## ✓ 尿路結石

- 尿路結石と動脈硬化の発症には類似点が多い.

  「尿路結石はメタボリックシンドロームの一疾患である」という概念が提唱されている.

- 再発予防の基本

1. 水分の摂取（2000mL／日）
2. 肥満の防止
3. 食生活の改善

**表47** 治療の基本

| | 基本的な治療方針 | |
|---|---|---|
| 尿管結石 | 通常すべて | 積極的治療の対象 |
| | | 長径 10mm 以上<br>自然排石の可能性が低く，治療が推奨される. |
| | | 長径 10mm 未満<br>自然排石を期待できるため保存的な経過観察（薬物治療含む）も選択肢の一つ.<br>ただし，症状発現後 1 カ月以内に排石を認めない場合は積極的治療介入を考慮. |
| 腎結石 | 症状あり | 積極的治療の対象 |
| | 症状なし（ドック腹部超音波検査で遭遇するのはコレ） | 経過観察でよい場合が多くある |
| | | 治療が推奨される場合:<br>　明らかな増大傾向，尿路閉塞（腎杯の拡張）を伴う，径 10mm 以上，その他（複数結石，結石に関する基礎疾患，尿路の形態異常） |
| サンゴ状結石 | 定義: 腎盂と腎杯に連続した結石<br>一般的に腎機能の悪化を招くため積極的治療が望ましい | |

※腹部超音波健診判定マニュアル[1] では，腎結石については，腎実質内 B 判定，腎盂尿管内 10mm 未満 C 判定（要再検査・生活改善），腎盂尿管内 10mm 以上 $D_2$ 判定（要精検）となっている.

（日本泌尿器科学会, 他. 編. 尿路結石症診療ガイドライン第 2 版. 2013 年版. 東京: 金原出版; 2013[4]）をもとに作成）

**表 48　尿路結石食生活の改善項目**

| | |
|---|---|
| ① 夕食から就寝までの間隔をあける | 尿中のカルシウム，シュウ酸，尿酸などは食後 2 ～ 4 時間でピーク.<br>就寝時は,<br>・不感蒸泄（尿濃縮）<br>・呼吸性アシドーシス（酸性尿）<br>・動かない（析出した結晶が凝集）<br>の状態になりやすい |
| ② 一定量のカルシウム摂取の推奨（600 ～ 800mg/ 日）<br>③ シュウ酸過剰摂取の制限 | シュウ酸はカルシウムと結合. 高シュウ酸尿はシュウ酸カルシウム結石のリスクファクター.<br>シュウ酸を多く含む食品:<br>　葉菜類の野菜（ホウレンソウ），タケノコ，紅茶，コーヒー，お茶（特に玉露・抹茶），バナナ，チョコレート<br>工夫: ゆでて減らす（シュウ酸は水溶性）<br>　カルシウムと一緒に摂取（腸内のシュウ酸カルシウムは吸収されない） |
| ④ 塩分の過剰摂取の制限 | 塩分は尿中カルシウム排泄をふやす |
| ⑤ 脂肪の過剰摂取の制限 | 過剰摂取すると，腸内で脂肪酸とカルシウムが結合し，シュウ酸と結合すべきカルシウムが減少してしまう（腸管からのシュウ酸吸収が増加） |

追記: 血清尿酸値が高ければ，尿酸値に対する生活指導をする
（日本泌尿器科学会，他，編. 尿路結石症診療ガイドライン第 2 版，2013 年版[4]，納谷幸男. 尿管結石症再発の危険因子. 成人病と生活習慣病. 2015; 45: 1003-8[5] をもとに作成）

❖ 文献

1) 日本消化器がん検診学会, 日本超音波医学会, 日本人間ドック学会. 腹部超音波検診判定マニュアル改訂版（2021 年）. https://www.ningen-dock.jp/wp/wp-content/uploads/2021/06/fukubu-manual2021-210630.pdf
2) 日本消化器病学会, 編. 胆石症診療ガイドライン 2021. 改訂第 3 版. 東京: 南江堂; 2021.
3) 日本消化器病学会, 編. 患者さんとご家族のための胆石症ガイド. 東京: 日本消化器病学会; 2019. https://www.jsge.or.jp/guideline/disease/pdf/05_tansekisyou.pdf
4) 日本泌尿器科学会, 日本泌尿器内視鏡学会, 日本尿路結石症学会, 編. 尿路結石症診療ガイドライン第 2 版. 2013 年版. 東京: 金原出版; 2013. https://www.urol.or.jp/lib/files/other/guideline/03_urolithiasis_2013_2.pdf
5) 納谷幸男. 尿路結石症再発の危険因子. 成人病と生活習慣病. 2015; 45: 1003-8.

## 12 動脈硬化の検査

- 動脈硬化性疾患の予防として，無症状のうちに動脈硬化性病変の有無と程度を把握し，危険因子の管理を行う必要がある．
- 動脈硬化は粥状硬化（atherosclerosis）が重要

硬化（sclerosis）：動脈壁が硬くなり，動脈の弾性が低下 ⇒ 壁の脆弱化

粥状化（atherosis）：動脈内腔が局所的に肥厚しプラークが形成される ⇒ 内腔の狭小化，プラークの不安定化（破綻のリスク）

血流の乱れるところが好発部位

- 動脈硬化リスク[2]

加齢，男性，<u>内臓脂肪蓄積とインスリン抵抗性に基づくメタボリックシンドローム，喫煙，脂質異常症，高血圧，糖尿病，高尿酸血症，慢性腎臓病</u>，冠動脈疾患の家族歴，冠動脈疾患既往，非心原性脳梗塞，PAD，AAA，<u>睡眠時無呼吸症候群</u>

・ドックでできること

下線部＝＝：生活指導

―――：問診から疑わしい人を抽出

- 日本内科学会をはじめ多学会・団体でまとめられた，脳心血管病予防に関する包括的リスク管理チャート2019[3] が発表されている．
- ドック健診の場で動脈硬化の検査として標準項目は決まっておらず，適切な測定間隔も定まっていない．
- 非侵襲的で簡便な検査．頸動脈超音波，脈波伝播速度 / 足関節上肢血圧比を取り上げる．

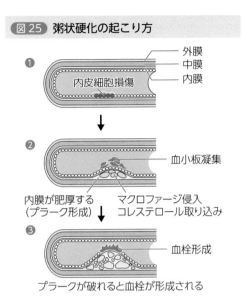

図25　粥状硬化の起こり方

❶ 外膜／中膜／内膜　内皮細胞損傷

❷ 血小板凝集
内膜が肥厚する（プラーク形成）　マクロファージ侵入 コレステロール取り込み

❸ 血栓形成
プラークが破れると血栓が形成される

## ✓ 頸動脈超音波検査（血管の形態をみる）

- チェック項目[1]
  - ・IMT（intima-media thickness　内中膜厚）

    プラーク病変のほうが疾病予測に強い意義があるが，IMT はプラークが出現する前の早期動脈硬化症の定量的評価として重要.

    IMT の経年的増厚はイベント増加と関連していると考えらえる（健常成人では 0.009mm/ 年程度の増厚）.

  - ・プラーク（plaque）

    1.1mm 以上の限局した隆起性病変をいう.

    1.5mm を超えるプラークは性状を評価する.

    注意すべきプラークは，脳塞栓源となりそうなもの（可動性プラーク，低輝度プラーク，潰瘍形成を認めるプラークなど）.

図26 プラーク・狭窄率評価のフローチャート

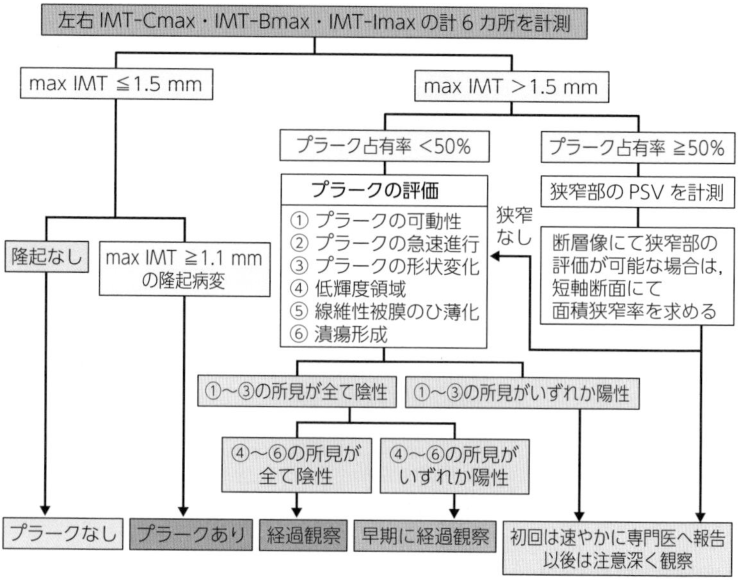

左右 IMT-Cmax・IMT-Bmax・IMT-Imax の計6カ所を計測

max IMT ≦1.5 mm / max IMT >1.5 mm

プラーク占有率 <50% / プラーク占有率 ≧50%

プラークの評価
① プラークの可動性
② プラークの急速進行
③ プラークの形状変化
④ 低輝度領域
⑤ 線維性被膜のひ薄化
⑥ 潰瘍形成

狭窄部の PSV を計測

狭窄なし

断層像にて狭窄部の評価が可能な場合は, 短軸断面にて面積狭窄率を求める

隆起なし / max IMT ≧1.1 mm の隆起病変

①～③の所見が全て陰性 / ①～③の所見がいずれか陽性

④～⑥の所見が全て陰性 / ④～⑥の所見がいずれか陽性

プラークなし / プラークあり / 経過観察 / 早期に経過観察 / 初回は速やかに専門医へ報告 以後は注意深く観察

(日本超音波医学会, 頸動脈超音波診断ガイドライン小委員会. 超音波による頸動脈病変の標準的評価法. 2017[1])

## ✓ 脈波伝播速度（PWV）/ 足関節上肢血圧比（ABI）（血管の機能をみる）

● PWV（pulse wave velocity）：

心臓から血液駆出により生じる波（脈波）が伝わる速度. 脈動を2カ所で検出した脈波の立ち上がり時間差と測定部位間距離から算出される指標.

動脈の硬さ（血管壁の器質的な硬化＋血圧などの機能的な硬化）を評価する検査.

個々の動脈硬化リスクで亢進し, 高リスク症例だけでなく, 一般住民を含む低リスク症例でも心血管疾患発症の予測指標であるとの報告もある.

- ABI（ankle-brachial index）：

狭窄度を評価する検査.

異常値の規定など, 明確な指針がない.

- 上腕−足首間脈波伝播速度（brachial-ankle pulse wave velocity：baPWV）とABIは同時に測定される.

- baPWVは測定時血圧, 脈拍の影響を受ける（一定時間安静後, リラックスした状態で測定）.

PAD（末梢動脈疾患）や, 心房細動など不整脈があると精度は低下.

上肢血圧に15mmHg以上の左右差があれば, 低いほうの上肢に狭窄が存在する可能性.

#### 表49 baPWV値判断のめやす

| 1800cm/sec | 心血管疾患発症リスクが高い（ABI 0.90以下を除く） |
|---|---|
| 1400cm/sec | 生活習慣改善が推奨される心血管リスクレベル |

baPWVを上昇させる心血管疾患危険因子：加齢, 高血圧, 糖尿病, 脈拍数

#### 表50 ABI値判断のめやす

| ABI ≦ 0.9 | 下肢循環不全の可能性　注：baPWVは低くなってしまう 図27 |
|---|---|
| 0.9 < 　< 1.0 | 下肢循環不全を完全には否定できない　自覚症状・危険因子を確認する |
| 1.1 ≦ 　≦ 1.20 | 正常 |
| 1.40 ≦ | 動脈の石灰化の可能性 |

### 図27 ABI 低値の所見

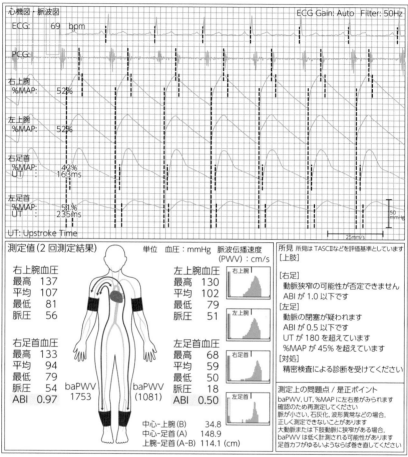

左下肢で ABI 低値を示しており，動脈閉塞あるいは狭窄が疑われる

（日本動脈硬化学会，編．動脈硬化性疾患予防のための脂質異常症診療ガイド 2018 年版．東京：日本動脈硬化学会; 2018[2]）

### ❖ 文献

1) 日本超音波医学会, 頸動脈超音波診断ガイドライン小委員会. 超音波による頸動脈病変の標準的評価法. 2017.
https://www.jsum.or.jp/committee/diagnostic/pdf/jsum0515_guideline.pdf
2) 日本動脈硬化学会, 編. 動脈硬化性疾患予防のための脂質異常症診療ガイド 2018 年版. 東京: 日本動脈硬化学会; 2018.
3) 脳心血管病協議会. 脳心血管病予防に関する包括的リスク管理チャート 2019 年版について. https://cdn-naikaprod.pressidium.com//wp-content/uploads/2019/05/931171726c735db126b4d9f25c8d737d.pdf

## 13 骨密度（定量的超音波測定法）

- 骨粗鬆症は高齢化に伴い年々増加している（2005年日本の推定患者数約1300万人[1]）.
  骨粗鬆症では，椎体，大腿骨近位部などの骨折が生じやすく，医療のみならず社会的にも重要な問題となっている.
- 骨粗鬆症の定義
  骨強度の低下（骨密度の低下と骨質の劣化）を特徴とし，骨折のリスクが増大しやすくなる疾患.
  ※骨密度：カルシウムなどのミネラル成分（骨塩量）の詰まり具合
- 原発性骨粗鬆症の診断[1]
  （低骨量をきたす骨粗鬆症以外の疾患，または続発性骨粗鬆症は除外した上で，1または2を満たす場合診断される）
  1. 脆弱性骨折がある場合
     椎体骨折または大腿骨近位部骨折がすでにある．または，その他の部位の骨折があり，骨密度が YAM の 80 ％未満.
  2. 脆弱骨折がない場合
     骨密度 YAM 70 ％以下，または，− 2.5SD 以下
     ※ YAM：若年成人平均値
     ※骨密度は原則として腰椎または大腿骨近位部骨密度とする（複数部位測定の場合はより低い％または SD 値を採用）.
     測定は，dual-energy X-ray absorptiometry（DXA）を用いる.
- 定量的超音波測定法（quantitative ultrasound：QUS）
  スクリーニング検査として検診で汎用されているが，確定診断には用いられない.
  骨量を評価しているのみでなく，骨質も測定している可能性があり，骨塩定量を基盤とする骨密度測定とは別ものと理解しておく.
- 骨粗鬆症検診では，診断基準に必要な躯幹骨 DXA で骨密度測定が行わ

れないことが多く骨粗鬆症の診断はできないが，危険因子を評価し，早期に取り除くよう指導することが重要.

　YAM ≧ 90 ％で危険因子がある場合や，80 ％≦ YAM ＜ 90 ％では要指導とされている 図 30 .

**図 28** 骨強度の低下要因の多様性

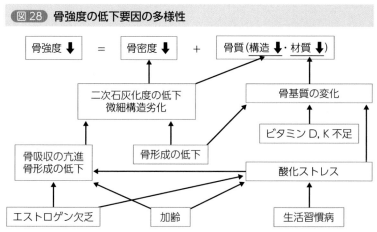

骨質は，骨の素材としての質である材質特性と，その素材を元に作り上げられた構造特性（微細構造）により規定される．エストロゲン欠乏や加齢に伴い骨吸収が亢進し骨密度が低下し，骨の微細構造が破綻する．また，エストロゲン欠乏や加齢，さらには生活習慣病の罹患により酸化ストレスが増大し，骨吸収の亢進を助長する．酸化ストレスは，骨密度のみならず骨質に対しても悪影響をもたらす．骨質の良し悪しは，骨の新陳代謝機構である骨リモデリングや，細胞機能の良し悪し，基質周囲の環境（酸化や糖化のレベル），ビタミン D やビタミン K の充足状態によって制御されている．

（日本骨粗鬆症学会, 他. 骨粗鬆症の予防と治療ガイドライン 2015 年版[1]）

**図29** 骨粗鬆症の臨床像

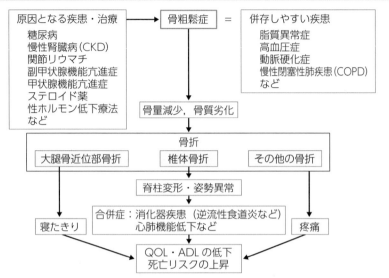

(日本骨粗鬆症学会, 他. 骨粗鬆症の予防と治療ガイドライン 2015 年版[1])

**図30** 骨粗鬆症検診における判定基準と危険因子

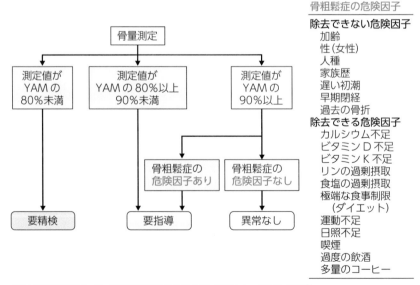

(日本骨粗鬆症学会, 他. 骨粗鬆症の予防と治療ガイドライン 2015 年版[1])

**表51** 指導項目・内容

| 推奨 | 食べ物 | カルシウム | ・カルシウムは骨のミネラル成分の重要な構成栄養素<br>・推奨摂取量：食品から 700 〜 800mg<br>・多く含むもの：牛乳，乳製品，小魚，緑黄色野菜，大豆・大豆製品<br>注： サプリメントは 1 回 500mg 以上摂取しない．心血管疾患のリスクが高まる可能性がある．ビタミン D サプリメントとの併用時は高カルシウム血症に注意 |
|---|---|---|---|
| | | ビタミン D | ・ビタミン D は腸管からカルシムの吸収をよくする．<br>・多く含むもの：魚類，きのこ類 |
| | | ビタミン K | ・ビタミン K は骨へのカルシウムの取り込みを助ける．<br>・多く含むもの：納豆，緑黄色野菜 |
| | | 果物と野菜 | |
| | | 蛋白質（肉・魚・卵・豆・牛乳・乳製品など）<br>※高齢者で摂取が少ない場合が多い | |
| | 運動 | 日常的なウォーキング<br>※骨粗鬆症とロコモティブシンドロームは，多くの関連がある．ロコトレも参考に | |
| | 日光 | 紫外線にあたると皮膚でビタミン D が合成される．<br>1 日 15 分程度の日照ばく露が必要． | |
| 避ける | 食べ物 | リンの過剰摂取 | 加工食品や，一部の清涼飲料水に多い．<br>過剰なリンは腸管からのカルシウムの吸収を抑制する． |
| | | 過度の飲酒 | 腸管からのカルシウム吸収抑制作用，尿中排泄促進作用． |
| | 喫煙 | 腸管からのカルシウム吸収抑制作用，尿中排泄促進作用，抗エストロゲン作用． | |

厳密な食事というよりは，「まんべんなくバランスよく」が大切．プラス「禁煙，運動，日光」
（日本骨粗鬆症学会，日本骨代謝学会，骨粗鬆症財団，骨粗鬆症の予防と治療ガイドライン作成委員会．骨粗鬆症の予防と治療ガイドライン 2015 年版[1] をもとに作成）

❖ 文献
1）日本骨粗鬆症学会, 日本骨代謝学会, 骨粗鬆症財団, 骨粗鬆症の予防と治療ガイドライン作成委員会, 編. 骨粗鬆症の予防と治療ガイドライン 2015 年版. http://www.josteo.com/ja/guideline/doc/15_1.pdf

## 14 呼吸機能検査（スパイロメトリー）

- スパイロメトリーは，呼吸器系全体の換気能力にかかわる大枠の評価を行う検査である．
- 主な測定指標には，性別，年齢，体格（身長）の要因をもとにした予測式を使っている．
- 指標

肺活量（VC）：最大呼気→最大吸気→最大呼気で測定（ゆっくりした呼吸）

% VC：（実測 VC/ 予測 VC）× 100

努力肺活量（FVC）：（安静呼気→）最大吸気→最大努力呼気（一気に）

1 秒量（$FEV_1$）：FVC 測定時最初の 1 秒間に呼出される肺気量

1 秒率：$FEV_1/FVC$

※ $FEV_1/VC$ を Tiffeneau の 1 秒率，$FEV_1/FVC$ を Gaensler の 1 秒率，とよぶ．前者のほうが閉塞性肺疾患の検出感度がよいとされているが，臨床的には後者（$FEV_1/FVC$）が用いられている．

% $FEV_1$：（実測 $FEV_1$/ 予測 $FEV_1$）× 100

- 呼吸機能障害パターン

% VC < 80 %：拘束性換気障害

1 秒率< 70 %：閉塞性換気障害

両者の合併：混合性換気障害

と判定する．

- 慢性閉塞性肺疾患（COPD）はタバコ煙を主とする有害物質を長期吸入することで生じる肺の生活習慣病と位置づけられている．

喫煙者には，禁煙の指導が重要．

**表52** 人間ドック学会の判定

| 項目　（%） | A | C | D |
|---|---|---|---|
| 1 秒率 | 70.0 以上 | | 69.9 以下 |
| % FEV$_1$ | 80.0 以上<br>（1 秒率≧ 70.0 %） | 79.9 以下<br>（1 秒率≧ 70.0 %）<br>または<br>80.0 %以上<br>（1 秒率≦ 69,9 %） | 79.9 以下<br>（1 秒率≦ 69,9 %） |
| % VC | 80.0 以上 | | 79.9 以下 |

**表53** 1 秒量が減少する病態

| 病態 | FEV$_1$ | VC | 1 秒率 |
|---|---|---|---|
| 正常 | ⇒ | ⇒ | ⇒ |
| 拘束性換気障害 | ⇓ | ⇓ | ⇒ |
| 閉塞性換気障害 | ⇓ | ⇒ | ⇓ |
| 拘束性換気障害<br>高度の閉塞性換気障害 | ⇓ | ⇓ | ⇓ |

（日本呼吸器学会肺生理専門委員会. 臨床呼吸機能検査. 第 7 版. 東京: メディカルレビュー社; 2008[1]. p.12 をもとに作成）

**図 31** 日本呼吸器学会より，呼吸機能検査に対して表示されているコメント

## 検査結果に対応して表示されるコメント

| 評価コメント | 詳細コメント | スパイロメトリーによる検査結果 |
|---|---|---|
| 異常なし | 肺疾患の可能性は低いです．同性同年代の平均値に比べて数値が良く，今後も定期的な呼吸機能検査を続けて健康を維持してください． | 一秒率が 70%以上で %一秒量が 100%以上 |
| 境界領域（現時点では異常なし） | 同性同年代の平均値に比べ数値がやや悪く，今後も定期的な呼吸機能検査を続ける必要があります． | 一秒率が 70%以上で %一秒量が 80%以上 100%未満 |
| 肺疾患の疑い（要精検） | COPD の可能性は低いですが，同性同年代の平均値に比べて数値が悪く，他の肺疾患の疑いがあります．専門医による再検査が必要です． | 一秒率が 70%以上で %一秒量が 80%未満 |
| COPD の疑い（要経過観察 / 生活改善） | 軽度 COPD 疑い．現段階で自覚症状がなくても放置すると重症化する恐れがあります．専門医による再検査が必要です． | 一秒率が 70%未満で %一秒量が 80%以上 |
| COPD の疑い（要医療 / 精検） | 中等症以上の COPD 疑い．専門医による再検査が必須です．適切な治療を早期に行うことで症状を改善し，疾患の進行を抑制することができます． | 一秒率が 70%未満で %一秒量が 80%未満 |

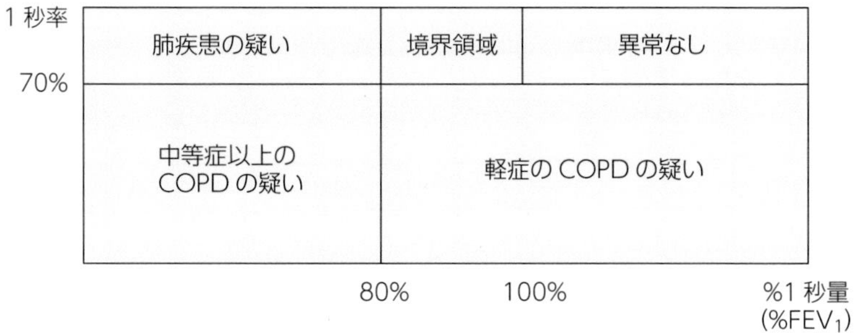

1 秒率

| | 肺疾患の疑い | 境界領域 | 異常なし |
|---|---|---|---|
| 70% | 中等症以上の COPD の疑い | 軽症の COPD の疑い | |

80%　　100%　　%1 秒量 ($\%FEV_1$)

（相澤久道，工藤翔二．「肺年齢」を用いた COPD 啓発について．Prog Med. 2007; 27: 2418-23 をもとに作成）

**表54** スパイロメトリーに影響する主な因子

| 因子 | 考えられるおもな因子 |
| --- | --- |
| 肺疾患（閉塞性） | COPD，気管支喘息 |
| 肺疾患（拘束性） | 間質性肺炎 |
| 胸郭形態 | 脊椎側弯症，肺結核胸郭形成術後 |
| 呼吸筋力 | 神経筋疾患，横隔神経麻痺，廃用 |
| 胸郭・腹腔内 | 胸水，腹水，胸郭内や腹部の腫瘍，妊娠 |
| 肺拡張不全 | 胸膜疾患，気胸 |
| 生理的 | 性別・体格（肺のサイズに関わる），加齢 |

（日本呼吸器学会肺生理専門委員会. 臨床呼吸機能検査. 第7版. 東京: メディカルレビュー社; 2008[1]. p.14 をもとに作成）

❖ 文献

1）日本呼吸器学会肺生理専門委員会. 臨床呼吸機能検査. 第7版. 東京: メディカルレビュー社; 2008.

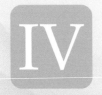

# その他
## （知っておいて損はしないハナシ）

## 1 日本人の死因と最近のがんの動向

- 2021年日本人の死因順位[1]
  - 1位　悪性新生物（38万1000人：26.5％）
  - 2位　心疾患（高血圧性を除く）（21万4000人：14.9％）
  - 3位　老衰（15万2000人：10.6％）
    - 4位　脳血管疾患（7.3％），5位　肺炎（5.1％），
    - 6位　誤嚥性肺炎（3.4％），7位　不慮の事故（2.7％），
    - 8位　腎不全（2.0％），9位　アルツハイマー病（1.6％），
    - 10位　血管性および詳細不明の認知症（1.6％）

### 表1　2018年がんの罹患数順位

| | 1位 | 2位 | 3位 |
|---|---|---|---|
| 男性 | 前立腺 | 胃 | 大腸（結腸＋直腸） |
| 女性 | 乳房 | 大腸 | 肺 |
| 男女計 | 大腸　15万2000人 | 胃　12万6000人 | 肺　12万2000人 |

### 表2　2020年がんの死亡数順位

| | 1位 | 2位 | 3位 |
|---|---|---|---|
| 男性 | 肺 | 胃 | 大腸 |
| 女性 | 大腸 | 肺 | 膵臓 |
| 男女計 | 肺　7万5000人 | 大腸　5万1000人 | 胃　4万2000人 |

（国立がん研究センター. がん情報サービス. 最新がん統計[2]）

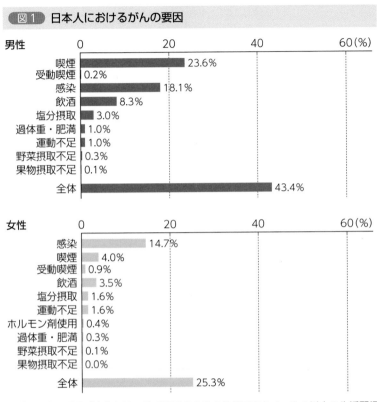

**図1** 日本人におけるがんの要因

**男性**

| 喫煙 | 23.6% |
| 受動喫煙 | 0.2% |
| 感染 | 18.1% |
| 飲酒 | 8.3% |
| 塩分摂取 | 3.0% |
| 過体重・肥満 | 1.0% |
| 運動不足 | 1.0% |
| 野菜摂取不足 | 0.3% |
| 果物摂取不足 | 0.1% |
| 全体 | 43.4% |

**女性**

| 感染 | 14.7% |
| 喫煙 | 4.0% |
| 受動喫煙 | 0.9% |
| 飲酒 | 3.5% |
| 塩分摂取 | 1.6% |
| 運動不足 | 1.6% |
| ホルモン剤使用 | 0.4% |
| 過体重・肥満 | 0.3% |
| 野菜摂取不足 | 0.1% |
| 果物摂取不足 | 0.0% |
| 全体 | 25.3% |

棒グラフ中の項目「全体」は，他の項目の合計の数値ではなく，2つ以上の生活習慣が複合して原因となる「がんの罹患」も含めた数値.
日本人のがん，男性約43％，女性約25％は予防可能.
(Inoue M, Hirabayashi M, Abe SK, et al; Cancer PAF Japan Collaborators. Burden of cancer attributable to modifiable factors in Japan in 2015. Glob Health Med. 2022; 4: 26-36 をもとに作成)

❖ **文献**

1) 厚生労働省. 令和3年（2021年）人口動態統計月報年計（概数）の概況.
   https://www.mhlw.go.jp/toukei/saikin/hw/jinkou/geppo/nengai21/dl/gaikyouR3.pdf
2) 国立がん研究センターがん情報サービス. 最新がん統計.
   https://ganjoho.jp/reg_stat/statistics/stat/summary.html
3) 国立がん研究センターがん情報サービス. 科学的根拠に基づくがん予防.
   https://ganjoho.jp/public/pre_scr/cause_prevention/evidence_based.html

# 2 がんの予防

- 日本人のためのがん予防法

日本人を対象とした研究に基づき，6 項目が提示されている

**表3　日本人のためのがん予防法**

| | |
|---|---|
| 喫　煙 | たばこは吸わない．他人のたばこの煙を避ける．<br>目標：たばこを吸っている人は禁煙をしましょう．吸わない人も他人のたばこの煙を避けましょう． |
| 飲　酒 | 飲むなら，節度のある飲酒をする．<br>目標：飲む場合はアルコール換算で 1 日あたり約 23g 程度まで（日本酒なら 1 合，ビールなら大瓶 1 本，焼酎や泡盛なら 1 合の 2/3，ウイスキーやブランデーならダブル 1 杯，ワインならボトル 1/3 程度です．飲まない人，飲めない人は無理に飲まないようにしましょう）． |
| 食　事 | 偏らずバランスよくとる．<br>＊塩蔵食品，食塩の摂取は最小限にする．<br>＊野菜や果物不足にならない．<br>＊飲食物を熱い状態でとらない．<br>目標：食塩は 1 日あたり男性 8g，女性 7g 未満，特に，高塩分食品（たとえば塩辛，練りうになど）は週に 1 回未満に控えましょう． |
| 身体活動 | 日常生活を活動的に<br>目標：たとえば，歩行またはそれと同等以上の強度の身体活動を 1 日 60 分行いましょう．また，息がはずみ汗をかく程度の運動は 1 週間に 60 分程度行いましょう． |
| 体　型 | 適正な範囲内に<br>目標：中高年期男性の適正な BMI 値（Body Mass Index 肥満度）は 21〜27，中高年期女性では 21〜25 です．この範囲内になるように体重を管理しましょう． |
| 感　染 | 肝炎ウイルス感染検査と適切な措置を<br>機会があればピロリ菌感染検査を<br>目標：地域の保健所や医療機関で，一度は肝炎ウイルスの検査を受けましょう．感染している場合は専門医に相談しましょう．<br>機会があればピロリ菌の検査を受けましょう．感染している場合は禁煙する，塩や高塩分食品のとりすぎに注意する，野菜・果物が不足しないようにするなどの胃がんに関係の深い生活習慣に注意し，定期的に胃の検診を受けるとともに，症状や胃の詳しい検査をもとに主治医に相談しましょう． |

（国立がん研究センター. 予防研究グループ. 日本人のためのがん予防法[1]）

**表4** がんのリスク・予防要因

〔日本人を対象としている（国際評価とは違う点あり）〕

(1) 喫煙

| | がんのリスク | | |
|---|---|---|---|
| | 確実 | ほぼ確実 | 可能性あり |
| 能動喫煙 | 全部位<br>食道・頭頸部・肺・肝・胃・<br>大腸（結腸・直腸）膵・<br>膀胱・子宮頸部 | 急性骨髄性白血病 | 乳房 |
| 受動喫煙 | 肺 | | 乳房 |

(2) 飲酒

| | がんのリスク | | |
|---|---|---|---|
| | 確実 | ほぼ確実 | 可能性あり |
| 飲酒 | 全部位<br>食道・肝・大腸（結腸・直腸） | 胃（男性）<br>乳房（閉経前女性） | |

＊お酒に弱い体質の人は無理に飲まない（飲酒による食道がんリスクが高いといわれている）

(3) 食事

| | がんのリスク | | |
|---|---|---|---|
| | 確実 | ほぼ確実 | 可能性あり |
| 熱い飲食物 | | 食道 | |
| 食塩・塩蔵食品 | | 胃 | |
| 野菜・果物（リスク下げる） | | 食道 | 胃・肺（果物） |
| コーヒー（リスク下げる） | | 肝 | 子宮体部・<br>大腸（結腸，女性） |

(4) 身体活動

| | がんのリスク | | |
|---|---|---|---|
| | 確実 | ほぼ確実 | 可能性あり |
| 身体活動（リスク下げる） | | 大腸（結腸） | 乳房 |

＊健康づくりのための身体活動基準 2013[3] によると，

身体活動量の基準（日常生活で体を動かす量）

18 〜 64 歳：歩行またはそれと同等以上の強度の身体活動．毎日 60 分

65 歳以上：強度を問わず毎日 40 分

運動量の基準

18 〜 64 歳：息が弾み汗をかく程度の運動，毎週 60 分

(5) 体型

| | がんのリスク | | |
|---|---|---|---|
| | 確実 | ほぼ確実 | 可能性あり |
| 肥満 | 肝・乳房（閉経後） | 大腸（結腸・直腸） | 乳房（閉経前・BMI 30 以上）・子宮体部 全部位〔BMI 男性 18.5 未満（やせ），女性 30 以上〕・膵（男性・BMI30 以上） |

(6) 感染

| | がんのリスク |
|---|---|
| | 確実 |
| HBV，HCV | 肝 |
| ヘリコバクター・ピロリ菌 | 胃 |
| HPV16，18 | 子宮頸部 |

（国立がん研究センター，がん対策研究所 予防関連プロジェクト．科学的根拠に基づくがんリスク評価とがん予防ガイドライン提言に関する研究エビデンスの評価[3] より改変）

- がん予防法利用の予備知識

  がんの発生は，複雑な要因が重なってできる

  ・食品や栄養素の摂取量と発がんリスクとの関係は，必ずしも単純には考えられない（サプリメントの服用に注意が必要）．

  ・欧米の研究だけに基づく情報の場合，日本人では違う場合もあり．

  ・特定のがんを予防するための生活習慣が必ずしも健康的とはいえない（肥満に関連するがんを予防するためにやせすぎれば，別のリスクが高くなる）．

  ・ある人にとっての最適な予防法は，常に同じというわけではない（ひとりひとりの体質や生活習慣などにあわせるべき）．

◈ **文献**

1）国立がん研究センター．予防研究グループ．日本人のためのがん予防法．
https://epi.ncc.go.jp/files/11_publications/Can_prev_pamphlet_4w.pdf

2）厚生労働省. 健康づくりのための身体活動基準 2013.
https://www.mhlw.go.jp/stf/houdou/2r9852000002xple-att/2r9852000002xppb.pdf

4）国立がん研究センター. がん対策研究所 予防関連プロジェクト. 科学的根拠に基づく
がんリスク評価とがん予防ガイドライン提言に関する研究エビデンスの評価.
https://epi.ncc.go.jp/files/02_can_prev/E3818CE38293E4BA88E998B2E78FAD_
matrix_220325_ver2_.pdf

## 3　紙巻たばこと加熱式たばこ

- 2019 年の喫煙率は全体で 16.7 %，男性 27.1 %，女性 7.6 %である[1].
- 紙巻たばこの害は周知の事実

　　国立がん研究センターから「喫煙と健康 望まない受動喫煙を防止する取り組みはマナーからルールへ（2020 年 4 月）」という，たばこの健康影響とたばこ対策の要点についてまとめられたリーフレットが公表されている[2].

- 紙巻たばこをやめた時のメリット
  - ・健康上（後掲 表5 を参照）
  - ・経済上（年間のたばこ代が浮く）

　　　　1 箱（20 本入り）価格

　　　　　セブンスター 600 円，メビウス 580 円

　　　　毎日 20 本吸えば 1 カ月で，600 円× 30 日＝ 18,000 円

　　　　18,000 × 12 ⇒ 1 年で　216,000 円

  - ・美容上〔smoker's face（メラニン・しわの目立つ顔）の予防（若い女性にはこれ）〕

- 加熱式たばこ（アイコス，グロー，プルームテックなど）

　　たばこの葉などを燃えない温度に加熱して，抽出されたたばこ成分を吸う製品.

- ・加熱式たばこについて[3,5]

　　加熱式たばこを使用すると，害が少ないのか？

　　① 紙巻きたばこを吸うとさまざまな病気の発症につながることは知られているが，実際，有害性をもたらすメカニズムは完全にはわかっていない.

　　　国際がん研究機関（IARC）はたばこの煙自体を有害物質だとしている（加熱式たばこからもエアロゾルが出ている）.

　　② 加熱式たばこは，どれも有害成分低減をうたっているが，リスク

が低いとはいえない．健康被害も低減されるかどうかは，明らかになっていない（紙巻きたばこでは，1日1本の喫煙でも，心血管リスクは非喫煙者よりも高くなる．1日5本喫煙と20本喫煙の心血管リスクを比較すると，本数を1/4に減らしてもリスクは1/4に減らないとの報告もある）．

③ 加熱式たばこは加熱するとエアロゾルを産生する．エアロゾルにはニコチンや発がん物質などの有害成分が含まれている（日本で肺障害が報告されている）．

長期的な影響がまだわかっていない，未知のリスクも考えなければならない．

　　⇒ 害が少ない，リスクが少ないとはいえない

> **表5** 禁煙による健康のメリット　ファクトシート

A. すべての喫煙者にもたらされる禁煙の効果（禁煙後すぐ，また長期的に現れる健康へのメリット）

| 禁煙してからの経過時間 | 健康上好ましい変化 |
| --- | --- |
| 20分以内 | 心拍数と血圧が低下する |
| 12時間 | 血中一酸化炭素値が低下し正常値になる |
| 2〜12週間 | 血液循環が改善し肺機能が高まる |
| 1〜9カ月 | 咳や息切れが減る |
| 1年 | 冠動脈性心疾患のリスクが喫煙者の約半分に低下する |
| 5年 | 禁煙後5〜15年で脳卒中のリスクが非禁煙者と同じになる |
| 10年 | 肺がんのリスクが喫煙者に比べて約半分に低下し，口腔，咽喉，食道，膀胱，子宮頸部，膵臓がんのリスクも低下する |
| 15年 | 冠動脈性心疾患のリスクが非喫煙者と同じになる |

B. 全年齢層ですでに喫煙関連の健康問題が生じている人にもたらされるメリット（それでも禁煙のメリットはある）

| 禁煙の時期 | 喫煙を続けている人と比較したメリット |
| --- | --- |
| 30歳頃 | 寿命が約10年長くなる |
| 40歳頃 | 寿命が9年長くなる |
| 50歳頃 | 寿命が6年長くなる |
| 60歳頃 | 寿命が3年長くなる |
| 生命に関わる疾患の発症後 | 心臓発作の発症後に禁煙すれば，次の心臓発作が起きる可能性を50％低下させるなど，迅速な効果がある |

C. 禁煙によって，呼吸器疾患（喘息など）や中耳炎など，子どもの受動喫煙に関連する多くの病気の過度のリスクを減らすことができる

D. 禁煙によって，性的不全，不妊，早産，低出生体重児，流産の可能性が低下する

（世界保健機関「たばこ使用者のための禁煙ガイド」（2014年），国立がん研究センター. がん情報サービス. たばことがん 禁煙による健康への効果[4]）

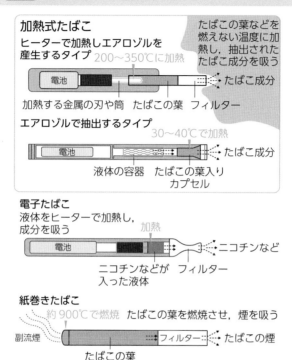

図2 燃焼式たばこと加熱式たばこ

**加熱式たばこ**
ヒーターで加熱しエアロゾルを
産生するタイプ 200〜350℃に加熱

たばこの葉などを
燃えない温度に加
熱し，抽出された
たばこ成分を吸う

電池 ━━━━━━ → たばこ成分

加熱する金属の刃や筒　たばこの葉　フィルター

**エアロゾルで抽出するタイプ**
30〜40℃で加熱

電池 ━━━━━━ → たばこ成分

液体の容器　たばこの葉入り
　　　　　　　カプセル

**電子たばこ**
液体をヒーターで加熱し，
成分を吸う　　　　加熱

電池 ━━━━━ → ニコチンなど

ニコチンなどが　フィルター
入った液体

**紙巻きたばこ**
約900℃で燃焼　たばこの葉を燃焼させ，煙を吸う

副流煙　　　　　　　フィルター → たばこの煙

たばこの葉

注：日本ではニコチンを含む電子たばこは医薬品医療機器等
法により販売が規制されている（個人輸入での入手は可能）．

## 表6　日本呼吸器学会「加熱式タバコや電子タバコに関する見解と提言」（2019年12月）

### 見解

1. 加熱式タバコや電子タバコが産生するエアロゾルには有害成分が含まれており，健康への影響が不明のまま販売されていることは問題である．

2. 加熱式タバコの喫煙者や電子タバコの使用者の呼気には有害成分が含まれており，喫煙者・使用者だけでなく，他者にも健康被害を起こす可能性が高い．

### 提言

1. 加熱式タバコや電子タバコが紙巻きタバコよりも健康リスクが低いという証拠はなく，いかなる目的であってもその喫煙や使用は推奨されない．

2. 加熱式タバコの喫煙や電子タバコの使用の際には紙巻きタバコと同様な二次曝露対策が必要である．

（日本呼吸器学会. 加熱式タバコや電子タバコに関する日本呼吸器学会の見解と提言（改定 2019-12-11）[5] より）

### ❖ 文献

1) 厚生労働省. 令和元年国民健康・栄養調査結果の概要.
   https://www.mhlw.go.jp/content/10900000/000687163.pdf
2) 国立がん研究センター. 喫煙と健康　望まない受動喫煙を防止する取り組みはマナーからルールへ.
   https://ganjoho.jp/public/qa_links/brochure/leaflet/pdf/tabacoo_leaflet_2020.pdf.
3) 田淵貴大. 新型タバコの本当のリスク. 東京: 内外出版社; 2019（日本禁煙学会　推薦図書）.
4) 国立がん研究センター. がん情報サービス. たばことがん　禁煙による健康への効果.
   https//ganjoho.jp/public/pre_scr/cause_prevention/smoking/tobacco07.html
5) 日本呼吸器学会. 加熱式タバコや電子タバコに関する日本呼吸器学会の見解と提言（改定 2019-12-11）.
   https://www.jrs.or.jp/infomation/file/hikanetsu_kenkai_kaitei.pdf

# 4 医療被ばく

- ドック健診では，病院での放射線被ばくよりもさらに放射線被ばくの影響を考えて検査をしなければならない．
- 妊娠中の放射線被ばくの胎児への影響についての説明内容がガイドラインに記載されている．

## 図3 放射線被ばくの早見図

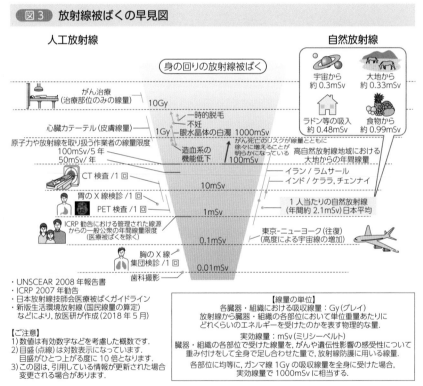

・UNSCEAR 2008 年報告書
・ICRP 2007 年勧告
・日本放射線技師会医療被ばくガイドライン
・新版生活環境放射線（国民線量の算定）
　などにより，放医研が作成（2018 年 5 月）

【ご注意】
1）数値は有効数字などを考慮した概数です．
2）目盛（点線）は対数表示になっています．
　目盛がひとつ上がる度に 10 倍となります．
3）この図は，引用している情報が更新された場合
　変更される場合があります．

【線量の単位】
各臓器・組織における吸収線量：Gy（グレイ）
放射線から臓器・組織の各部位において単位重量あたりに
どれくらいのエネルギーを受けたのかを表す物理的な量．

実効線量：mSv（ミリシーベルト）
臓器・組織の各部位で受けた線量を，がんや遺伝性影響の感受性について
重み付けをして全身で足し合わせた量で，放射線防護に用いる線量．

各部位に均等に，ガンマ線 1Gy の吸収線量を全身に受けた場合，
実効線量で 1000mSv に相当する．

（国立研究開発法人量子科学技術研究開発機構．放射線被ばくの早見図[1]．https://www.qst.go.jp/uploaded/attachment/22422.pdf）

### 表7　妊娠中の放射線被ばくの胎児への影響について

1. 被ばく時の妊娠時期と胎児被ばく線量を推定し，その影響について説明する．（A）
2. 受精後10日までの被ばくでは奇形発生率の上昇はないと説明する．（B）
3. 受精後11日～妊娠10週での胎児被ばくは奇形を誘発する可能性があるが，50mGy未満では奇形発生率を上昇させないと説明する．（B）
4. 妊娠9～26週では中枢神経障害を起こす可能性があるが，100mGy未満では影響しないと説明する．（B）

末尾の（A）（B）は推奨レベルを示している．
A：（実施すること等が）強く勧められる，B：（実施すること等が）勧められる
（日本産科婦人科学会／日本産婦人科医会，編，監. 産婦人科診療ガイドライン―産科編 2020[2]. p.57. CQ103）

### 表8　検査別の胎児被ばく線量（英国でのデータ）

| 検査方法 | 平均胎児被ばく線量（mGy） | 最大胎児被ばく線量（mGy） |
|---|---|---|
| 単純撮影 | | |
| 　頭部 | 0.01以下 | 0.01以下 |
| 　胸部 | 0.01以下 | 0.01以下 |
| 　腹部 | 1.4 | 4.2 |
| 　腰椎 | 1.7 | 10 |
| 　骨盤部 | 1.1 | 4 |
| 　排泄性尿路造影 | 1.7 | 10 |
| 消化管造影 | | |
| 　上部消化管 | 1.1 | 5.8 |
| 　下部消化管 | 6.8 | 24 |
| CT検査 | | |
| 　頭部 | 0.005以下 | 0.005以下 |
| 　胸部 | 0.06 | 0.96 |
| 　腹部 | 8.0 | 49 |
| 　腰椎 | 2.4 | 8.6 |
| 　骨盤部 | 25 | 79 |

(International Commission on Radiological Protection. Pregnancy and medical tadiation. Ann ICRP. 2000; 30 (1): iii-viii, 1-43 をもとに作成)

❖ 文献
1) 国立研究開発法人量子科学技術研究開発機構. 放射線被ばくの早見図.
　 https://www.qst.go.jp/uploaded/attachment/j/22422.pdf
2) 日本産科婦人科学会, 日本産婦人科医会, 編, 監. 産婦人科診療ガイドライン―産科編 2020. https://www.jsog.or.jp/activity/pdf/gl_sanka_2020.pdf

## 5 理想的な歩き方

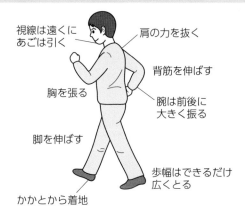

図4 持久力を向上させる理想的な歩き方

視線は遠くに
あごは引く

肩の力を抜く

背筋を伸ばす

胸を張る

腕は前後に
大きく振る

脚を伸ばす

歩幅はできるだけ
広くとる

かかとから着地

（厚生労働省．健康づくりのための運動指針 2006
〈エクササイズガイド 2006〉[1] をもとに作成）

- ポイント：「ややきつい」くらいがよい
  - ・いつも歩いているより速い
  - ・少し息が弾むが，笑顔が保てる
  - ・長時間続けられるか少し不安に感じる
  - ・5 分程度で汗ばんでくる
  - ・10 分程度運動すると，すねに軽い筋肉痛を感じる

まずは「楽」な程度から，徐々に「ややきつい」に様子をみながら増して
いく．

運動前の整理体動（痛みのでやすい部位を中心に），血圧や体調の確認を
行う．

水分補給（運動前，運動中）を忘れずに．

### 図5　準備運動・整理運動

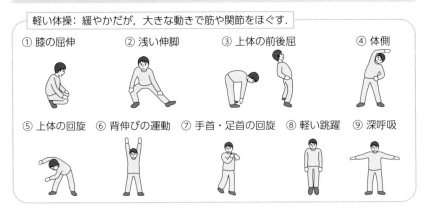

軽い体操：緩やかだが，大きな動きで筋や関節をほぐす.

① 膝の屈伸　　② 浅い伸脚　　③ 上体の前後屈　　④ 体側

⑤ 上体の回旋　⑥ 背伸びの運動　⑦ 手首・足首の回旋　⑧ 軽い跳躍　⑨ 深呼吸

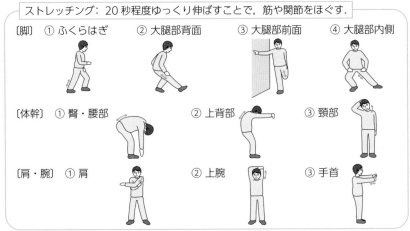

ストレッチング：20秒程度ゆっくり伸ばすことで，筋や関節をほぐす.

〔脚〕　① ふくらはぎ　　② 大腿部背面　　③ 大腿部前面　　④ 大腿部内側

〔体幹〕　① 臀・腰部　　　② 上背部　　③ 頸部

〔肩・腕〕　① 肩　　② 上腕　　③ 手首

ポイント
　① 呼吸は止めないようにする.
　② 20〜30秒程度，ゆっくり伸ばす.
　③ 痛いと感じない程度に適度に伸ばす.
　④ ストレッチングする部位の筋が十分伸びている感覚を意識する.
　⑤ 反動をつけたり押さえつけたりしないようにする.

（厚生労働省. 健康づくりのための運動指針2006〈エクササイズガイド2006〉[1] をもとに作成）

| 図6 | 運動に適した靴 |
|---|---|

ジョギングシューズや
テニスシューズといった
スポーツシューズが
適している

かかとはクッション性が
高いほうが膝などへの
負担が少ない

つま先部分に
十分余裕があり,
窮屈でないもの

底は柔軟性があるもの

〈厚生労働省. 健康づくりのための運動指針 2006〈エクササ
イズガイド 2006〉1) をもとに作成〉

❖ **文献**

1）厚生労働省. 健康づくりのための運動指針 2006〈エクササイズガイド 2006〉.
https://www.mhlw.go.jp/bunya.kenkou/undou01/pdf/data.pdf

## 6 ロコモティブシンドローム（ロコモ）（運動器症候群）

2007 年，日本整形外科学会から提唱[1].
「運動器の障害のために移動機能の低下をきたした状態」
　ロコモが進行すると，将来介護が必要になるリスクが高くなる．ロコモ対策をし，健康寿命をのばすことが重要.

---

**図7　ロコモのしくみ**

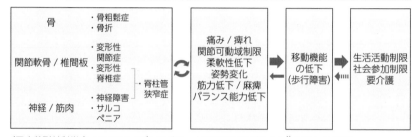

（日本整形外科学会, ロコモティブシンドローム予防啓発公式サイト[1] をもとに作成）

---

**表9　7つのロコチェック（1つでも当てはまればロコモの心配がある）**

1. 片脚立ちで靴下がはけない
2. 家の中でつまずいたりすべったりする
3. 階段を上がるのに手すりが必要である
4. 家のやや重い仕事が困難である（掃除機の使用，布団の上げ下ろしなど）
5. 2kg 程度の買い物をして持ち帰るのが困難である（1リットルの牛乳パック2個程度）
6. 15分くらい続けて歩くことができない
7. 横断歩道を青信号で渡りきれない

（日本整形外科学会, ロコモティブシンドローム予防啓発公式サイト[1] をもとに作成）

　そのほか，「ロコモ度テスト」も日本整形外科学会 ロコモティブシンドローム予防啓発公式サイトに載っている.

## 図8 ロコトレ「片脚立ち」と「スクワット」

**ロコトレ 1** バランス能力をつけるロコトレ
## 片脚立ち

**左右とも1分間で1セット、1日3セット**

1.
転倒しないように、必ずつかまるものがある場所に立ちます。

2.
床につかない程度に、片脚を上げます。

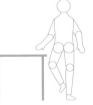 

姿勢をまっすぐにする

**POINT**
・支えが必要な人は十分注意して、机に手や指先をついて行います。

---

**ロコトレ 2** 下肢の筋力をつけるロコトレ
## スクワット

**5～6回で1セット、1日3セット**

1.
足を肩幅に広げて立ちます。

2.
お尻を後ろに引くように、2～3秒間かけてゆっくりと膝を曲げ、ゆっくり元に戻ります。

**スクワットができない場合**
イスに腰かけ、机に手をついて立ち座りの動作を繰り返します。机に手をつかずにできる場合はかざして行います。

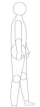 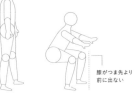 

膝がつま先より前に出ない

**POINT**
・動作中は息を止めないようにします。
・膝の曲がりは90度を大きく超えないようにします。
・支えが必要な人は十分注意して、机に手をついて行います。
・楽にできる人は回数やセット数を増やして行っても構いません。

ロコトレは続けることが重要（無理をせず，自分に合った安全な方法で）
（日本整形外科学会 ロコモティブシンドローム予防啓発公式サイト[1]. ロコモ ONLINE ロコモパンフレット 2020 年度版. https://locomo-joa.jp/assets/pdf/index_japanese.pdf より）

❖ 文献
1）日本整形外科学会 ロコモティブシンドローム予防啓発公式サイト.
　　https://locomo-joa.jp/

# 索　引

■ **あ行**

| | |
|---|---|
| アルブミン | 34 |
| 胃食道逆流症 | 79 |
| 医療被ばく | 109 |

■ **か行**

| | |
|---|---|
| 加熱式たばこ | 104 |
| 紙巻たばこ | 104 |
| がん予防法 | 100 |
| 基本検査項目 | 2 |
| 胸部 X 線 | 71 |
| クレアチニン | 34 |
| 頸動脈超音波検査 | 85 |
| 頸部リンパ節 | 11 |
| 血小板 | 56 |
| 血糖 | 51 |
| 高血圧 | 24 |
| 甲状腺 | 10 |
| 拘束性換気障害 | 94 |
| 高尿酸血症 | 37 |
| 呼吸音 | 12 |
| 呼吸機能検査 | 94 |
| 骨粗鬆症 | 90 |
| 骨密度 | 90 |

■ **さ行**

| | |
|---|---|
| 死因順位 | 98 |
| 脂肪肝 | 48, 49 |
| 粥状硬化 | 84 |
| 腎結石 | 82 |
| 心雑音 | 15, 16 |

| | |
|---|---|
| 腎性尿糖 | 59 |
| 心臓突然死 | 66 |
| スパイロメトリー | 94 |
| 正常血圧 | 24 |
| 赤血球増加症 | 55 |
| 騒音性難聴 | 31 |
| 総蛋白 | 34 |

■ **た行**

| | |
|---|---|
| 体脂肪 | 18 |
| 胆石症 | 81 |

■ **な行**

| | |
|---|---|
| 内臓脂肪 | 17 |
| 尿試験紙法 | 58 |
| 尿蛋白 | 58 |
| 尿糖 | 58 |
| 尿路結石 | 82 |

■ **は行**

| | |
|---|---|
| 白血球 | 55 |
| 久山町スコア | 42 |
| 肥満症 | 17 |
| 貧血 | 55 |
| プラーク | 85 |
| プリン体 | 40 |
| 閉塞性換気障害 | 94 |

■ **ま行**

| | |
|---|---|
| 慢性閉塞性肺疾患 | 94 |
| 無症候性顕微鏡的血尿 | 58 |
| メタボリックシンドローム | 19 |

▌ ら行

| | |
|---|---|
| 緑内障 | 31 |
| 老人性難聴 | 31 |
| ロコモティブシンドローム | 114 |

▌ 欧文

| | |
|---|---|
| ABI（ankle-brachial index） | 87 |
| BMI | 17 |

| | |
|---|---|
| CKD | 35 |
| COPD | 94 |
| eGFR | 34 |
| GERD | 79 |
| HbA1c | 51 |
| IMT | 85 |
| NAFLD/NASH | 48 |
| PWV（pulse wave velocity） | 86 |

**著者略歴**

南端 朝美（みなみばた あさみ）
京都工場保健会総合健診センター 医長
京都工場保健会総合医学研究所臨床呼吸生理学研究センター 研究員

2004 年　京都府立医科大学医学部卒業
2004 年　京都府立医科大学研修医
2005 年　市立大津市民病院研修医
2006 年　京都府立医科大学付属病院呼吸器内科専攻医
2008 年　国立病院機構舞鶴医療センター
2010 年　京都第二赤十字病院呼吸器内科
2017 年　京都工場保健会

日本内科学会認定医・総合内科専門医，日本呼吸器学会呼吸器専門医，日本禁煙学会禁煙認定指導医，肺がん CT 検診認定機構認定医，日本結核病学会結核・抗酸菌症認定医，ICD 制度協議会認定 ICD（インフェクションコントロールドクター）

ドックのキホン
専門外の医師のための人間ドック健診ポケットガイド　©

発　行　　2022 年 12 月 1 日　　1 版 1 刷

著　者　　南端朝美

発行者　　株式会社　　中外医学社
　　　　　代表取締役　　青木　　滋

　　　　　〒 162-0805　東京都新宿区矢来町 62
　　　　　電　　話　　(03) 3268-2701 (代)
　　　　　振替口座　　00190-1-98814 番

印刷・製本 / 三和印刷(株)　　　　< HI・YS >
ISBN978-4-498-01216-5　　　　Printed in Japan